肺がん診療のリアル

この1冊で肺がん診療がまるごとわかる

野口 哲男 著

市立長浜病院呼吸器内科
／呼吸器ドクターN

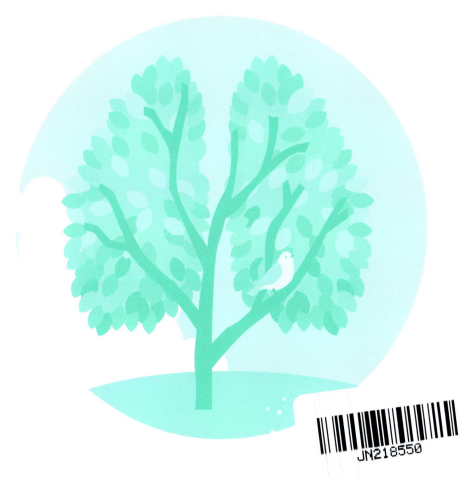

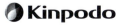

序　文

　私は平成元年（1989 年）に京都大学医学部を卒業し、医師免許を取得しました。その頃は現在のような研修制度はなく、医学部を卒業するまでに何科に入局するかを決めておくことが普通でした。漠然と内科系に行こうと思っていましたが、入局説明会にいくつか参加して呼吸器内科にしようと決めました。

　医局の雰囲気が良かったこと、バイト先も豊富にあることなど（笑）、適当な理由だったのかもしれませんが、その後一貫して呼吸器内科をやってきて後悔したことは一度もありません。

　呼吸器内科は、肺がんのような悪性疾患、COPD・喘息のような気道閉塞性疾患、間質性肺炎のような炎症・線維化を伴う疾患、肺炎・結核・非結核性抗酸菌症のような感染症など多くの分野を含んでおり、老年医学にも通じる部分もあり、**患者さんの全身を診ることのできる魅力的な科**だと思います。

　当時、肺がんは非常に予後が悪く、Ⅳ期だと予後半年ということもざらでした。マイトマイシン＋ビンデシン＋シスプラチン（MVP 療法）が主体でしたが、患者さんの吐き気・嘔吐がひどく、メトクロプラミドを 30 アンプルも投与せざるを得なかったことを思い出します。

　肺がん患者さんは医学の進歩の恩恵をかなり受けています。2002 年にゲフィチニブ（イレッサ®）が分子標的薬として初めて承認され、その後も多くの分子標的薬が発売されました。また、2015 年には免疫チェックポイント阻害薬のニボルマブ（オプジーボ®）が非小細胞肺がんに対して承認され、その後も多くの免疫チェックポイント阻害薬が発売されました。

　さらにグラニセトロン・アプレピタントといった制吐薬の発売により、抗がん薬による嘔吐がかなり軽減されるようになりました。また、オピオイドもモルヒネ以外にオキシコドン・フェンタニル・ヒドロモルフォンなどが使えるようになり、緩和ケアの分野も発展を遂げています。

　肺がんの治療成績の向上は、多くの呼吸器内科医の興味を引くところとなり、呼吸器外科医がメインだった肺がん診療は、呼吸器内科医と協同で行われることが多くなってきています。

　この本を手にとった先生方は、研修医や呼吸器内科・呼吸器外科を志望することに決めた後期研修医が多いと思います。前述したように、肺がんは**医**

学の進歩の恩恵を受けやすいがん種であり、次々に新薬が登場しているので全体を把握するのが大変な領域でもあります。そこでこの本では、呼吸器専門医・がん治療認定医である私が実際に肺がん患者さんに対して行っている診療を簡潔に記述することにしました。最後まで読んでいただくと、まさしく「肺がん診療のリアル」を感じていただけるものと期待しています。現状の肺がん診療はこの本で要約されているものと思います。

　肺がん診療をきちんとできれば一人前の呼吸器科医だと思います。抗がん薬・放射線治療・手術などの治療は、持病・合併症・臓器機能・患者さんや家族の希望・経済状況など様々な因子を考慮して決定します。メディカルスタッフ（看護師・薬剤師・ソーシャルワーカーなど）や他科の医師・開業医とのコミュニケーション、また患者さん・家族とのコミュニケーションは、患者さんが納得する治療ができるかの重要なポイントです。また、緩和ケアは肺がんと診断した時点から開始するものです。

　私は『呼吸器ドクター N の肺がんチャンネル』という YouTube チャンネルで肺がん患者さん向けの動画を投稿しております。この本の各項目では該当する動画に QR コードからアクセスできるようにしていますので、あわせてご視聴いただくと理解が深まると思います。

　この本を読まれる皆さんが肺がん診療のリアルを感じていただき、肺がん診療に興味を持っていただければ幸甚です。肺がんは一生をかけて取り組むのに値する疾患です。

　最後に、この本の出版を提案していただきました金芳堂の西堀さん、編集でお世話になった一堂さん、そしていつも支えてくれている家族に感謝します。

2024 年 6 月

市立長浜病院呼吸器内科

野 口 哲 男 （呼吸器ドクター N）

目　次

略語一覧 ……………………………………………………………… vi

抗がん薬略語一覧 ………………………………………………… xi

第**1**章　肺がん診断のリアル ……………………………… 1

❶ 健康診断で胸部 X 線の異常が見つかったら ……………… 2

❷ 肺がん疑いの症状で自己受診、あるいは紹介受診 ……………… 6

❸ 健診オプションで腫瘍マーカー高値のため受診 ……………… 11

❹ 胸部 CT（造影剤のメリット、デメリット）…………………… 16

❺ 気管支鏡（bronchofiberscopy；BFS）………………… 20

❻ CT ガイド下肺生検 …………………………………………… 26

❼ 胸水検査 ………………………………………………………… 29

❽ PET 検査 ……………………………………………………… 33

❾ マルチ遺伝子検査 …………………………………………… 37

第**2**章　肺がん治療のリアル ……………………………… 43

❶ 肺がんの組織型 ………………………………………………… 44

❷ 肺がんの TNM 分類（ステージ分類）……………………… 48

❸ ドライバー遺伝子変異 ……………………………………… 53

❹ PD-L1 発現 …………………………………………………… 56

❺ 患者側の因子 …………………………………………………… 60

❻ 治療方針の決定 ………………………………………………… 64

❼ 手術療法のリアル …………………………………………… 68

❽ 放射線治療のリアル ………………………………………… 72

❾ 緩和ケアのリアル …………………………………………… 80

iii

第3章　肺がん化学療法のリアル …… 91

❶ 臨床試験とは …… 92
❷ シスプラチン・カルボプラチン …… 95
❸ タキサン系抗がん薬 …… 99
❹ ペメトレキセド・S-1・トラスツズマブ デルクステカン …… 102
❺ 小細胞肺がんの抗がん薬 …… 106
❻ ニボルマブ（オプジーボ®） …… 110
❼ ペムブロリズマブ（キイトルーダ®） …… 114
❽ アテゾリズマブ（テセントリク®） …… 117
❾ デュルバルマブ（イミフィンジ®） …… 121
❿ イピリムマブ（ヤーボイ®） …… 124
⓫ トレメリムマブ（イジュド®） …… 127
⓬ ゲフィチニブ（イレッサ®） …… 130
⓭ エルロチニブ（タルセバ®） …… 134
⓮ アファチニブ（ジオトリフ®） …… 137
⓯ オシメルチニブ（タグリッソ®） …… 141
⓰ ALK 阻害薬 …… 144
⓱ 希少遺伝子変異阻害薬 …… 150
⓲ ベバシズマブ（アバスチン®、ベバシズマブ BS） …… 156
⓳ ラムシルマブ（サイラムザ®） …… 159

第4章　肺がん診療の Tips …… 163

❶ 抗がん薬の効果判定 …… 164
❷ 抗がん薬による骨髄抑制への対処 …… 168
❸ 抗がん薬による吐き気・嘔吐への対処 …… 174
❹ 抗がん薬による間質性肺炎への対処 …… 181
❺ 抗がん薬による腎障害への対処 …… 186
❻ 抗がん薬による口内炎・皮膚障害への対処 …… 191
❼ irAE への対処（3 つの柱） …… 195
❽ 肺がんの骨転移への対処 …… 203
❾ 肺がんの脳転移への対処 …… 207

- ⑩ 肺がんの胸水への対処 …………………………………… 211
- ⑪ 肺がんの悪液質への対処 ………………………………… 215
- ⑫ 間質性肺炎合併の肺がんへの対処 ……………………… 220

付録 肺がんで使うICIレジメン ……………………………… 225

索引 ………………………………………………………………… 230

コラム

1	ステロイドの使用場面 …………………………………… 41
2	ステロイドの副作用 ……………………………………… 42
3	肺がんで使用する漢方薬 ………………………………… 89
4	irAEは効果の裏返し？ …………………………………… 120
5	新薬の恩恵 ………………………………………………… 133
6	抗がん薬が効きすぎるのも問題！？ …………………… 162
7	beyond PD ………………………………………………… 180
8	活用しよう「患者総合支援センター」………………… 185
9	オピオイド・スイッチング ……………………………… 224

■本書のサポートページのご案内
金芳堂のウェブサイトで本書のサポートページを公開しています。各項目の必読文献（書籍・論文・ガイドラインなど）を紹介しておりますので、ぜひご覧ください。サポートページは下記URLまたは右のQRコードからアクセスできます。
https://www.kinpodo-pub.co.jp/haigan_real/

略語一覧

略語	フルスペル	日本語
5-HT3	5-hydroxytryptamine3	5- ヒドロキシトリプタミン 3
95% CI	95% confidence interval	95% 信頼区間
AC	adjuvant chemotherapy	術後補助化学療法
ACTH	adrenocorticotropic hormone	副腎皮質刺激ホルモン
ADA	adenosine deaminase	アデノシンデアミナーゼ
ADC	antibody-drug conjugate	抗体薬物複合体
ADCC	antibody dependent cellular cytotoxicity	抗体依存性細胞障害
ADH	antidiuretic hormone	抗利尿ホルモン
AEP	acute eosinophilic pneumonia	急性好酸球性肺炎
ALB	albumin	アルブミン
ALK	anaplastic lymphoma kinase	未分化リンパ腫キナーゼ
APC	antigen presenting cell	抗原提示細胞
ASCO	American Society of Clinical Oncology	アメリカ臨床腫瘍学会
ATP	adenosine triphosphate	アデノシン三リン酸
AUC	area under the curve	血中濃度曲線下面積
BEE	basal energy expenditure	基礎エネルギー消費量
BMA	bone-modifying agent	骨修飾薬
BNP	brain natriuretic peptide	脳性ナトリウム利尿ペプチド
BRAF	B-Raf proto-oncogene, serine/threonine kinase	B-Raf 癌原遺伝子、セリン / スレオニンキナーゼ
BS	biosimilar	バイオシミラー
BSC	best supportive care	最善の支持療法
BUN	blood urea nitrogen	尿素窒素
Ca	calcium	カルシウム
CAR-T	chimeric antigen receptor-T cell	キメラ抗原受容体 T 細胞
Ccr	creatinine clearance	クリアチニン・クリアランス
CEA	carcinoembryonic antigen	癌胎児性抗原
CGP	comprehensive genomic profiling	包括的ゲノムプロファイリング
CNS	central nervous system	中枢神経系
COP	cryptogenic organizing pneumonia	特発性器質化肺炎
COPD	chronic obstructive pulmonary disease	慢性閉塞性肺疾患
COX	cyclooxygenase	シクロオキシゲナーゼ
CR	complete response	完全奏効
Cre	creatinine	クレアチニン
CRP	C-reactive protein	C 反応性蛋白

略語	フルスペル	日本語
CRS	cytokine release syndrome	サイトカイン放出症候群
CT	computed tomography	コンピュータ断層撮影
CTCAE	common terminology criteria for adverse events	有害事象共通用語規準
CTL	cytotoxic T lymphocyte	細胞傷害性 T 細胞
CTLA-4	cytotoxic T-lymphocyte antigen 4	細胞傷害性 T リンパ球抗原 -4
CTZ	chemoreceptor trigger zone	化学受容器引金帯
CYP	cytochrome P450	シトクロム P450
DAD	diffuse alveolar damage	びまん性肺胞障害
DC	dendric cell	樹状細胞
DFS	disease free survival	無病生存期間
DHFR	dihydrofolate reductase	ジヒドロ葉酸還元酵素
DIC	disseminated intravasucular coagulation	播種性血管内凝固症候群
DNA	deoxyribonucleic acid	デオキシリボ核酸
DOXY	doxycycline	ドキシサイクリン
DVH	dose volume histogram	用量線量ヒストグラム
EBUS-GS	endobronchial ultrasonography-guide sheath	ガイドシース併用気管支腔内超音波断層法
EBUS-TBNA	endobronchial ultrasonography-transbronchial needle aspiration	超音波気管支鏡下経気管支的吸引針生検
ECOG	Eastern Cooperative Oncology Group	米国東海岸癌臨床試験グループ
ED	extensive disease	進展型
EGF	epidermal growth factor	上皮成長因子
EGFR	epidermal growth factor receptor	上皮成長因子受容体
eGFR	estimated glomerular filtration rate	推算糸球体濾過量
EML	echinoderm microtubule associated protein like	棘皮動物微小管関連蛋白様
EPA	eicosapentaenoic acid	エイコサペンタエン酸
EPCRC	European Palliative Care Research Collaborative	欧州緩和ケア共同研究
EPO	erythropoietin	エリスロポエチン
ERBB2	Erb-B2 receptor tyrosine kinase	Erb-B2 受容体チロシンキナーゼ
FDG	fluorodeoxyglucose	フルオロデオキシグルコース
FeNO	fraction of exhaled nitric oxide	呼気中一酸化窒素濃度
FGF	fibroblast growth factor	線維芽細胞増殖因子
FN	febrile neutropenia	発熱性好中球減少症

略語	フルスペル	日本語
FRS	face rating scale	表情評価スケール
FVC	forced vital capacity	努力肺活量
G-CSF	granulocyte-colony stimulating factor	顆粒球コロニー形成刺激因子
GERD	gastroesophageal reflux disease	胃食道逆流症
GFR	glomerular filtration rate	糸球体濾過量
GGO	ground glass opacity	すりガラス陰影
GH	growth hormone	成長ホルモン
Hb	hemoglobin	ヘモグロビン
HER2	human epidermal growth factor receptor 2	ヒト上皮成長因子受容体2
HGF	hepatocyte growth factor	肝細胞増殖因子
HP	hypersensitivity pneumonitis	過敏性肺炎
HR	hazard ratio	ハザード比
IC	informed consent	説明と同意
IC	immune cell	腫瘍浸潤免疫細胞
ICI	immune checkpoint inhibitor	免疫チェックポイント阻害薬
IFN	interferon	インターフェロン
IGF-1	insulin-like growth factor 1	インスリン様成長因子1
IIPs	idiopathic interstitial pneumonias	特発性間質性肺炎
IL	interleukin	インターロイキン
ILD	interstitial lung disease	間質性肺疾患
IMRT	intensity modulated radiation therapy	強度変調放射線治療
IO	immuno-oncology	がん免疫
IP	interstitial pneumonia	間質性肺炎
IPF	idiopathic pulmonary fibrosis	特発性肺線維症
irAE	immune-related adverse events	免疫関連有害事象
ITP	idiopathic thrombocytopenic purpura	特発性血小板減少性紫斑病
ITT	intention to treat	治療企図
JCOG	Japan Clinical Oncology Group	日本臨床腫瘍研究グループ
KL-6	sialylated carbohydrate antigen KL-6	シアル化糖鎖抗原KL-6
KRAS	Kirsten rat sarcoma viral oncogene homolog	カーステンラット肉腫ウイルスがん遺伝子ホモログ
LCNEC	large cell neuroendocrine carcinoma	大細胞神経内分泌腫瘍
LD	limited disease	限局型
LDCT	low dose CT	低線量CT
LDH	lactate dehydrogenase	乳酸脱水素酵素
LLN	lower limit of normal	（施設）基準値下限
LT	leukotriene	ロイコトリエン

viii

略語	フルスペル	日本語
M6G	morphine-6-glucuronide	モルヒネ -6- グルクロニド
MDCT	multi detector-row CT	マルチスライス CT
MET	mesenchymal-epithelial transition factor	間葉上皮転換因子
MHC	major histocompatibility complex	主要組織適合性遺伝子複合体
MINO	minocycline	ミノサイクリン
MRI	magnetic resonance imaging	磁気共鳴画像法
MSI	microsatellite instability	マイクロサテライト不安定性
N/C	nuclear/cytoplasm	核／細胞質
NAC	neo-adjuvant chemotherapy	術前補助化学療法
NGS	next generation sequencing	次世代シーケンシング
NK	natural killer	ナチュラルキラー
NK1	neurokinin 1	ニューロキニン 1
NMDA	N-methyl-D-aspartate	N- メチル -D- アスパラギン酸
NOS	not otherwise specified	分類不能
NRS	numeric rating scale	数値的評価スケール
NSAIDs	non-steroidal anti-inflammatory drugs	非ステロイド性抗炎症薬
NSCLC	non-small cell lung cancer	非小細胞肺がん
NSE	neuron specific enolase	神経特異エノラーゼ
NSIP	nonspecific interstitial pneumonia	非特異性間質性肺炎
NTRK	neurotrophic tropomyosin receptor kinase	神経栄養性トロポミオシン受容体キナーゼ
OP	organizing pneumonia	器質化肺炎
ORR	objective response rate	客観的奏効率
OS	overall survival	全生存期間
PD	progressive disease	（病態）進行
PD-1	programmed cell death-1	プログラム細胞死 1
PDGF	platelet-derived growth factor	血小板由来成長因子
PD-L1	programmed cell death-1- ligand 1	プログラム細胞死 1 - リガンド 1
PET	positron emission tomography	陽電子放出断層撮影
PFS	progression free survival	無増悪生存期間
PG	prostaglandin	プロスタグランジン
PIK3CA	phosphatidylinositol-4,5-bisphosphate 3-kinase catalytic subunit alpha	ホスファチジルイノシトール -3 キナーゼ触媒サブユニット α
PPI	proton pump inhibitor	プロトンポンプ阻害薬
PR	partial response	部分奏効
ProGRP	pro-gastrin releasing peptide	ガストリン放出ペプチド前駆体

略語	フルスペル	日本語
PS	performance status	パフォーマンス・ステータス
PTEN	phosphatase and tensin homolog	ホスファターゼ・テンシン・ホモログ
PTH	parathyroid hormone	副甲状腺ホルモン
PTHrP	parathyroid hormone-related protein	副甲状腺ホルモン関連蛋白
QOL	quality of life	生活の質
RANK	receptor activator of nuclear factor-kappa B	NFκB活性化受容体
RANKL	receptor activator of nuclear factor-kappa B ligand	NFκB活性化受容体リガンド
RCT	randomized controlled trial	ランダム化比較試験
RECIST	response evaluation criteria in solid tumors	固形がんの効果判定基準
REE	resting energy expenditure	安静時エネルギー消費量
RET	rearranged during transfection	
RNA	ribonucleic acid	リボ核酸
ROS1	ROS1 proto-oncogene receptor tyrosine kinase	ROS1癌原遺伝子受容体チロシンキナーゼ
RT-PCR	reverse transcription-polymerase chain reaction	逆転写ポリメラーゼ連鎖反応
SBRT	streotactic body radiation therapy	体幹部定位放射線治療
SBS	sinobronchial syndrome	副鼻腔気管支症候群
SCC	squamous cell carcinoma	扁平上皮がん
SCLC	small cell lung cancer	小細胞肺がん
SD	stable disease	安定
SDCT	single detector-row CT	シングルスライスCT
SDM	shared decision making	共有意思決定支援
SLX	sialyl Lewis X-i antigen	シアリルLeX-i抗原
SpO2	saturation of percutaneous oxygen	経皮的動脈血酸素飽和度
SRE	skeletal related events	骨関連事象
SRS	stereotactic radiosurgery	定位手術的照射
SRT	stereotactic radiation therapy	定位放射線治療
ST	sulfamethoxazole-trimethoprim	スルファメトキサゾール・トリメトプリム
STI	stereotactic irradiation	定位放射線照射
SVC	superior vena cava	上大静脈
TAT	turn around time	ターンアラウンドタイム
TBLB	transbronchial lung biopsy	経気管支肺生検
TC	tumor cell	腫瘍細胞

略語	フルスペル	日本語
TC	tetracycline	テトラサイクリン
TCR	T cell receptor	T 細胞受容体
TKI	tyrosine kinase inhibitor	チロシンキナーゼ阻害薬
TMB	tumor mutation burden	腫瘍遺伝子変異量
TNF	tumor necrosis factor	腫瘍壊死因子
TPN	total parenteral nutrition	中心静脈栄養
TPO	thrombopoietin	トロンボポエチン
TPS	tumor proportion score	腫瘍割合スコア
Treg	regulatory T cell	制御性 T 細胞
TTF-1	thyroid transcription factor-1	甲状腺転写因子 -1
TX	thromboxane	トロンボキサン
UDP	uridine diphosphate	ウリジン二リン酸
UGT	uridine diphosphate glucuronosyltransferase	UDP グルクロン酸転移酵素
UIP	usual interstitial pneumonia	通常型間質性肺炎
ULN	upper limit of normal	（施設）基準値上限
VAS	visual analogue scale	視覚的評価スケール
VATS	video-assisted thoracic surgery	胸腔鏡下手術
VC	vital capacity	肺活量
VEGF	vascular endothelial growth factor	血管内皮増殖因子
VEGFR	vascular endothelial growth factor receptor	血管内皮増殖因子受容体
WBC	white blood cell	白血球
WHO	World Health Organization	世界保健機関
γ -GTP	γ -glutamyl transpeptidase	ガンマグルタミルトランスペプチダーゼ

抗がん薬略語一覧

略語	一般名	商品名
5-FU	フルオロウラシル	5-FU
AFA	アファチニブ	ジオトリフ®
AMR	アムルビシン	カルセド®
Atezo	アテゾリズマブ	テセントリク®
Bev	ベバシズマブ	アバスチン®など
BLM	ブレオマイシン	ブレオ®
CBDCA	カルボプラチン	カルボプラチン
CDDP	シスプラチン	シスプラチン
CPA	シクロホスファミド	エンドキサン®

略語	一般名	商品名
CPT-11	イリノテカン	イリノテカン
DOC	ドセタキセル	ドセタキセル
Durva	デュルバルマブ	イミフィンジ®
DXR	ドキソルビシン	ドキソルビシン
ERL	エルロチニブ	タルセバ®など
ETP	エトポシド	エトポシド
GEM	ゲムシタビン	ゲムシタビン
GFB	ゲフィチニブ	イレッサ®など
IFO	イホスファミド	イホマイド®
Ipi	イピリムマブ	ヤーボイ®
MMC	マイトマイシンC	マイトマイシン
MTX	メトトレキサート	メトトレキサート
nab-PTX	パクリタキセル（アルブミン懸濁型）	アブラキサン®
NGT	ノギテカン	ハイカムチン®
Nivo	ニボルマブ	オプジーボ®
OSI	オシメルチニブ	タグリッソ®
PEM	ペメトレキセド	ペメトレキセド
Pemb	ペムブロリズマブ	キイトルーダ®
PTX	パクリタキセル	パクリタキセル
RAM	ラムシルマブ	サイラムザ®
S-1	テガフール・ギメラシル・オテラシル	ティーエスワン®など
T-DXd	トラスツズマブ デルクステカン	エンハーツ®
Trem	トレメリムマブ	イジュド®
UFT	テガフール・ウラシル	ユーエフティ®
VCR	ビンクリスチン	オンコビン®
VDS	ビンデシン	フィルデシン®
VNR	ビノレルビン	ロゼウス®・ナベルビン®

第1章

肺がん診断のリアル

1 健康診断で胸部X線の異常が見つかったら

▶YouTube 動画

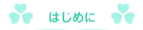
はじめに

本章では、**肺がん疑いの患者さんへの私の対応の実際（肺がん診断のリアル）**を伝えます。

肺がん疑いで受診する場合、大きく以下の 3 つのパターンがあります。

① 健康診断（以下、健診）の結果、「胸部異常陰影」のため受診。
② 症状（血痰、咳、呼吸困難、体重減少、だるさなど）で自己受診、あるいは紹介受診。
③ 健診オプションを受け「腫瘍マーカー高値」のため受診。

本節では、**「健診の結果、『胸部異常陰影』のため受診」**したケースに対する私の実際の対応を書いていきます。

健診の結果、「胸部異常陰影」のため受診

健診を受けますと、**1 か月後くらいに結果報告書**が受診者に届きます。そこで胸部 X 線結果が「異常なし」ならいいのですが、**「要経過観察」**あるいは**「要精査」**と判定されて受診される患者さんがおられます。

このような患者さんを目の前にして、まず考えるのは**「本当にがんを疑う陰影だったのか」**ということです。**がんを疑う陰影かどうかは、実際の X 線写真を見ないと（結果報告書だけでは）判断しかねます。まずは健診の X 線写真があるか（持参しているか）確認しましょう。**さらに、**数年前の過去の健診 X 線写真があると、比較ができるので有用**です。

X 線写真（or CD-R）がある場合

　健康診断の間接撮影（バスで撮影するような小さな写真）では小さな病巣ははっきりしないので、**受診当日は直接撮影で胸部 X 線を撮影し直します。**なお、病巣が 3 ～ 5mm だと直接撮影の方が病変認識率は高い傾向でしたが、6 ～ 10mm では差がなかったと報告されています[1]。また、直接撮影に対し**間接撮影は約 1.5 ～ 2 倍の被曝線量**とされています[1]。**CD-R 持参の場合は受診当日の直接撮影は必ずしも必要ありません。**X 線のみでは肺がんを見落とす可能性があるため、**胸部 CT も撮影**するのが原則です。

X 線写真（or CD-R）がなく、結果報告書のみ持参している場合

　紙の報告書のみで「肺がん疑い」と指摘されている場合、**胸部 CT を撮影**します。CT の結果、肺がんを疑う陰影を指摘できないことも多いです〔時々、他の部位に異常が見つかったりします（胆石、肝囊胞など）〕。胸部 CT では、他の肺疾患（肺気腫、間質性肺炎など）もあわせて確認します。定期的なフォローアップが必要な場合、胸部 X 線は**被曝が少ないので**、胸部 CT よりも気軽にオーダーできます。

健診胸部 X 線異常で受診時には、胸部 CT を行う

　以上より私は、外来での実際の対応は「**X 線写真があってもなくてもどちらでも、初診時にはとりあえず胸部 CT ！**」としています（単純 CT で良いです）。胸部 CT を行う理由は、以下のとおりです。

- ・胸部 X 線では重なり合いで腫瘍のように見えても、胸部 CT を撮ってみると異常がないことも多い。
- ・逆に、胸部 X 線（持参あるいは当日撮影）で異常がないように見えても、健診で「要精査」とされているものを、自信を持って「異常なし」とは判断しづらい。

ここで、胸部CTの利点について、図で説明します。

図1-1-1の胸部X線では、肺の他にも肋骨・心臓・血管陰影・横隔膜などの構造物が重なっています**（重なり合い）**。

一方、図1-1-2の胸部CTでは、Aで右肺門部にリンパ節腫脹が見られます。Bでも横隔膜レベルの右下葉に空洞性病変が見られます。

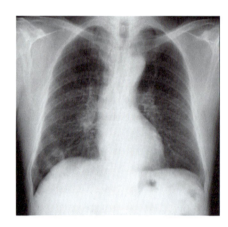

肺の他にも
- 肋骨
- 心臓
- 血管陰影
- 横隔膜　　など

重なり合い

図1-1-1　胸部X線

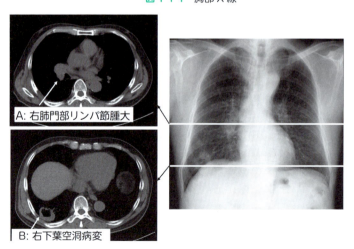

A: 右肺門部リンパ節腫大

B: 右下葉空洞病変

図1-1-2　胸部CTと胸部X線

CTは重なり合いのない検査です。胸部X線の読影レベルには個人差がありますが、**胸部CTでは一目瞭然**です（放射線専門医の読影コメントは必ず確認してください）。患者さんに自信を持って説明することができます。

一方で**CTの欠点はX線よりも被曝が多いこと**です。被曝線量はCTの管電流により異なり、胸部を撮影する場合、シングルスライスCT（SDCT）（100-210mA）、マルチスライスCT（MDCT）（4列）（300-350mA）、低線量CT（LDCT）（25mA）での被曝量（実効線量）はそれぞれ7.62mSv、11.0mSv、1.15mSvと報告されています。胸部X線（後前方向1回）の被曝量は0.02-0.1mSvと報告されており、**胸部CTでの被曝量は胸部X線撮影の約10〜500倍となります**[2]。よって、**可能な限り低線量の胸部CTで検査**することが重要です。胸部CTで肺がん疑いとなった場合は、次に肺がんを確定するための検査を計画します。

Sv（シーベルト）
　Svは**実効線量**といわれ、**放射線防護や被曝**などを検討する際に使われます。放射線が人間にあたったときに、**どれだけ健康被害があるか**を評価するために使う単位です[3]。

Gy（グレイ）
　Gyは**吸収線量**といわれ、**放射線治療時**に放射線が物質（人体も含む）にあたったときに**どれくらいのエネルギーが吸収されたか**を表す単位です。X線、γ線、電子線では、おおむね「Gy＝Sv」です[3]。

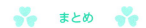

- 胸部X線異常で来られた患者さんには、**低線量CT**を撮影する。
- 健診X線の読影結果は、**見落とし、読みすぎ**の可能性がある。
- 胸部CTで**肺がん以外の異常**が見つかることもある。

【参考文献】
1) 結核予防会ホームページ．胸部直接・間接撮影の違いと特徴．中野静男．
2) 厚生労働省ホームページ．胸部レントゲンを含む検診のメリット、デメリットについて．
3) がん情報サービス．放射線治療の種類と方法．

2 肺がん疑いの症状で自己受診、あるいは紹介受診

▶ YouTube 動画
①血痰
②症状で受診

① ②

はじめに

　肺がん疑いで患者さんが受診する2つめのパターンとして、**有症状（血痰、咳、呼吸困難、体重減少、だるさなど）で自己受診、あるいは紹介受診**のケースがあります。そのとき、私はこのように考えます。
　「**本当に肺がんの症状なのか？　もしそうなら、かなり進行している可能性が高い**」
　本節では、**血痰、咳、呼吸困難、体重減少、だるさ**などの症状と肺がんとの関係を解説します。

血痰

肺がんの可能性はありますが、他の病気の症状かもしれません。

- 結核
- 気管支拡張症
- 鼻血のたれこみ
- のどの奥の血管が一時的に出血（激しい咳などで）　　など

　まず鑑別すべきは、**肺がんと結核**です。
　実際の対応としては、初めに**血痰の程度**を確認します。**抗凝固薬・抗血小板薬**の服用の有無を確認します。受診時には血痰が止まっていることも多いです。一方、**喀血（大量の血液を吐く）** の場合は緊急処置（気管支動脈塞栓

術など）が必要なこともあります。

　次に、**バイタルサイン（脈拍・呼吸・体温・血圧・意識レベル）が問題な**いか確認します。SpO_2 **が 95％未満のときは酸素投与**を行い、また**血圧が低めのときは静脈ルートを確保**します。

　そして、**喀痰検査**（血痰を容器にとり、がん細胞・結核菌の有無を検査）を行います。**採血検査**（末梢血・生化学・凝固系）と**胸部 X 線および CT**も撮影します。**喫煙歴**がある場合や、中高年以降などの場合は念のため**腫瘍マーカー**も測定します。

　肺がんによる血痰の程度は軽度のことが多いです。患者さんは**「血痰」を非常に心配して受診**されていますので、診断をつけつつ、**血痰に対する治療**（**止血剤**：カルバゾクロムスルホン酸、トラネキサム酸などの投与）も並行して行います。

◀◀◀ **咳** ▶▶▶

　肺がんの症状の可能性はありますが、以下のような他の病気の症状の可能性の方が高いです。

- ・咳喘息
- ・アトピー咳嗽
- ・胃食道逆流症（GERD）
- ・感染後咳嗽
- ・副鼻腔気管支症候群（SBS）
- ・喘息
- ・COPD
- ・間質性肺炎
- ・肺結核
- ・心因性咳嗽　　など

　咳だけの場合、「いつから」咳が出ているかで、ある程度原因の推定ができます。**数日前から咳が続く**と受診される方がいますが、原因は感冒などの**感染症の可能性が高い**です。咳のピークが過ぎていれば対症療法でよく、抗

菌薬は不要です[1]。

　一方で、**3週間以上続く遷延性咳嗽**で受診される場合、まずは**肺結核、肺がん、喘息、COPD、間質性肺炎、慢性気管支炎、薬剤性肺障害、心不全**などの否定を行います。これらが否定された場合、**喀痰が多い場合は副鼻腔炎、気管支拡張症、好中球性気道炎症**の有無を確認し、これらがあれば**副鼻腔気管支症候群（SBS）**を疑います。**喀痰がない、あるいは少量、一過性**の場合、頻度が高いのは**咳喘息、アトピー咳嗽、胃食道逆流症（GERD）、感染後咳嗽**です[1]。

　問診時には、**喫煙歴、アレルギー疾患の有無、職業歴**などを確認します。また検査では、**肺機能検査、呼気中一酸化窒素濃度（FeNO）、採血検査（末梢血、好酸球、生化学）**を行います。そして胸部X線で異常がないか確認しますが、**必要に応じて胸部CT・副鼻腔CT**を行います（稀に胸部X線で判断しづらい**気管支がん・気管支結核**のことがあります）。

呼吸困難

　肺がんの可能性はありますが、以下のような他の病気の症状の可能性の方が高いです。

- 喘息
- COPD
- 間質性肺炎
- 感冒
- 心臓疾患　　　など

　喘息では、典型的には喘鳴を伴った息苦しさを呈します。**夜間や早朝に増強**する傾向があり、**運動や気候の変化などで変動**するのが特徴です。聴診では**呼気性喘鳴（wheezing）**が特徴的で、安静呼吸で聞こえなくても**強制呼出**で聴取することもあります[2]。

　COPDの呼吸困難は多少の変動はあるものの、基本的に**持続的で進行性**であることが特徴とされます。**早期には階段や坂道を歩くときに気づくこと**があり、この段階での受診が望まれます。**聴診では呼気延長**が見られ、**呼吸音の減弱**を認めることもあります[3]。

特発性間質性肺炎（IIPs）の主な症状は、**乾性咳嗽と労作時呼吸困難**です。聴診で、**捻髪音（fine crackles）は 90%以上**に認めます。**背側下肺野で吸気後半時**に聞こえます。有症状群において労作時呼吸困難の頻度は 80%以上と高いです [4)]。

問診時には、**喫煙歴、アレルギー疾患の有無、職業歴**などを確認します。**ばち指、浮腫の確認、SpO$_2$ の評価**（実際に低酸素になっているか？）、**丁寧な聴診**（喘息では wheezing、COPD では**呼気延長・呼吸音減弱**、間質性肺炎では背側下肺野の吸気後半の fine crackles など）、胸部 X 線と必要に応じて胸部 CT（**肺過膨脹・網状陰影・蜂巣肺の確認**）を行います。**採血検査（末梢血、好酸球、生化学、BNP）、FeNO、肺機能、心電図検査**などを行います。

肺がんで呼吸困難をきたす場合、がんによる**閉塞性無気肺、胸水貯留、上大静脈症候群、トルソー症候群、がん性リンパ管症**などが疑われます。

体重減少・だるさ・その他不定愁訴

肺がんの症状の可能性はありますが、他の病気の可能性も高いです。**肺がんの症状だとすると、進行している可能性が高いです**。特に下記を意識して問診する必要があります。

- 他のがんでも体重減少、だるさは起こる。
- がん以外で食欲不振、だるさをきたす疾患は数多い（肝障害、副腎障害、甲状腺機能低下症、糖尿病、心筋炎、貧血、血球貪食症候群、結核など）。

実際の対応としては、肺がんを心配して病院に来られたのであれば、**胸部 CT、腫瘍マーカー**などのチェックを行います（**症状だけで「肺がんではありません」というと、患者さんの希望に添えずトラブルの元になります**）。問題がなければ**「呼吸器的には問題ありませんので、必要に応じて消化器内科などを受診してください」**と説明します。まずは、**がんを否定するスタンス**が現実的です。

用語解説

上大静脈症候群（SVC症候群）
上大静脈が右心房に灌流するまでの部位の近傍に肺がんが発生し、上大静脈を圧迫・閉塞する結果、上半身の静脈が心臓に灌流しなくなり、**上半身・顔面の浮腫、呼吸困難**などをきたす状態です。

トルソー症候群
担がん状態では血栓のリスクが増大していることが多いです。その結果、**血栓が脳に飛んで脳血栓**をきたし、**急性の脳梗塞症状**を起こした状態を**トルソー症候群**といいます。起こる神経症状は様々です。

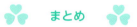# まとめ

- **血痰**で受診した場合、まずは**肺がんと結核を否定**する。
- 咳で受診した場合、**急性なら感染症**を疑う。**長引く**原因不明の**乾性咳嗽**は咳喘息、アトピー咳嗽、GERD、感染後咳嗽の頻度が高い。**肺がんで咳が生じることがある**。
- 呼吸困難で受診した場合、まずは**喘息、COPD、間質性肺炎**を念頭に検査する。
- **体重減少・だるさ**で肺がんを心配して受診した場合、安心してもらうために**胸部CT検査**を行うことも検討する。

【参考文献】
1) 日本呼吸器学会咳嗽・喀痰の診療ガイドライン2019作成委員会（編）．咳嗽・喀痰の診療ガイドライン2019．メディカルレビュー社．2019;1: 巻頭フローチャート iv-v.
2) 日本アレルギー学会喘息ガイドライン専門部会（監）．喘息予防・管理ガイドライン2021. 協和企画．2021;1: 3-4.
3) 日本呼吸器学会COPDガイドライン第5版作成委員会（編）．COPD診断と治療のためのガイドライン2018 第5版．メディカルレビュー社．2018;1: 53-57.
4) 日本呼吸器学会びまん性肺疾患診断・治療ガイドライン作成委員会（編）．特発性間質性肺炎診断と治療の手引き2022 改訂第4版．南江堂．2022;1: 9.

3 健診オプションで腫瘍マーカー高値のため受診

▶ YouTube 動画
①腫瘍マーカー高値
②腫瘍マーカーの○×

①

②

はじめに

　肺がん疑いで受診する3つめのパターンとして、胸部X線の異常はないのに**腫瘍マーカー高値**で受診するケースがあります。
　そのとき、私はこのように考えます。
「健診の腫瘍マーカーが高いからって、肺がんとは限らないからなあ」
　本節では、肺がんの腫瘍マーカーについて解説します。

肺がんの腫瘍マーカーとは

　肺がんの腫瘍マーカーとしては表1-3-1のようなものがあります。

表1-3-1　肺がんの腫瘍マーカーの例

CEA・SLX	腺がん
SCC・シフラ（サイトケラチン）	扁平上皮がん
NSE・ProGRP	小細胞がん

　腫瘍マーカーは簡単にいうと**「がんが作っている蛋白質などの物質」**です。がんの種類ごとに多くの腫瘍マーカーがあります。本来、腫瘍マーカーは以下の用途で利用されるのが有用です。

11

- 肺がんの質的診断の補助
- 治療効果のモニタリング
- 再発診断の補助

　腫瘍マーカーは**偽陰性（がんなのに検査値が正常）**、あるいは**偽陽性（がんではないのに検査値が異常）**となることがあり、**腫瘍マーカーのみでは肺がん検出率の向上は得られなかった**と報告されています[1]。一方、複数の腫瘍マーカーでがんの検出率が向上したという報告もありますが[2]、論文の多くは、画像診断で肺がんが疑われた症例、または肺がんと確定された症例の後ろ向き研究であり、**腫瘍マーカー単独でのがん検出を目的にしていません。**肺癌診療ガイドライン2022年版のCQ4では、**肺がんの検出に腫瘍マーカーは行わないよう提案する**とされています[3]。以上から、一般的に腫瘍マーカーだけでがんの診断に役立つことは少ないです（ただし、前立腺がんマーカーのPSAは有用とされます）。

　保険診療では、症状もないのに「肺がんの腫瘍マーカーを測ってほしい」といわれても、**肺がんの疑いがない場合は検査オーダーしません**[3]。

　腫瘍マーカーは、**正常人でも少量作られています。特に喫煙者・既喫煙者は高めに出る**ことが多いです。例えばCEA（基準値5ng/mL以下）が7ng/mLの場合、**体質や喫煙の影響**も十分ありえます。一方でCEAが例えば桁違いの20ng/mL以上であれば、がんの可能性が高いと考えます。

　CEAが上昇する原因疾患としては、表1-3-2のようなものがあります[4]。

表1-3-2　CEAが上昇する原因疾患

がんで上昇	大腸がん、膵がん、胆管がん、肺がん、食道がん、胃がん、乳がん、子宮がん、卵巣がん、泌尿器がんなど
がん以外で上昇	喫煙、加齢、肝炎、肝硬変症、閉塞性黄疸、膵炎、潰瘍性大腸炎、胃潰瘍、糖尿病、膠原病、慢性肺疾患、甲状腺機能低下症、腎障害など

（金井正光（監）. 臨床検査法提要改訂第35版. 金原出版，2020を参考に筆者作成）

腫瘍マーカーの基準値の決定方法

では、腫瘍マーカーの基準値はどのように決定するのでしょうか。

図 1-3-1 は、ある腫瘍マーカー X の正常人 10 人、がん患者 20 人の値をプロットしたものです。

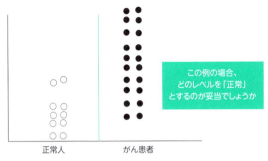

図 1-3-1　腫瘍マーカーの正常値とは（1）

X の基準値を設定する際、図 1-3-2 のレベル A では、正常人は全員正しく基準値以下と判定されますが、がん患者 20 人中 8 人（40％）が「正常」（偽陰性）と判定されてしまいます。

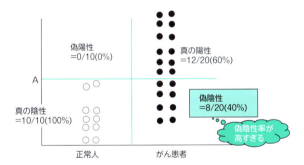

図 1-3-2　腫瘍マーカーの正常値とは（2）

一方、図 1-3-3 のレベル B では、がん患者は全員正しく基準値以上と判定されますが、正常人 10 人中 6 人（60％）が異常（偽陽性）と判断されてしまいます。

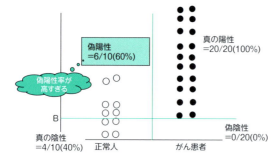

図 1-3-3 腫瘍マーカーの正常値とは（3）

偽陰性・偽陽性がバランスよく低くなるようにするために図 1-3-4 のレベル C を基準値とすると、正常人 10 人中 2 名（20％）が偽陽性、一方、がん患者 20 名中 4 名（20％）が偽陰性となり、一番バランスがとれています。この例では、C のレベルを基準値とするのが妥当です。

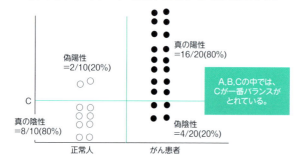

図 1-3-4 腫瘍マーカーの正常値とは（4）

実際の対応

腫瘍マーカー高値で受診される患者さんへは、実際には以下のような対応をしています。

- 腫瘍マーカーの異常の程度を確認し、受診当日に再検査します。
- 数値が桁違いに高い場合は、胸部 CT など精密検査を行います。
- 数値がわずかに高く胸部 X 線が異常なしという健診結果の場合、受診当日の検査結果が同じくらいのレベルであれば、「体質の可能性大」と説明。心配なら、6 か月前後でフォローアップ。

数値が異常に高い場合、同じ腫瘍マーカーでも**他領域のがんの可能性**があるので、**肺がんが否定されても他科受診を勧める**のが良いでしょう。

　スクリーニングとして**腫瘍マーカーを集団健診で検査することはコストパフォーマンスが悪い**（税金の無駄遣い）ですが、**個人が自費負担**で健診オプションとして腫瘍マーカー検査を受けてたまたま異常高値となり、肺がんが見つかったという例も実際あります。

　目の前に腫瘍マーカー高値という結果を持った患者さんが来られたときは、**臨機応変に対応**するのが現実的です。

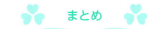
まとめ

- 肺癌診療ガイドライン 2022 年版では、肺がんの検出に腫瘍マーカーは**行わない**ように提案されている。
- 健診オプション検査で腫瘍マーカー高値となり受診された場合、**異常の程度を確認**して、**桁違いに高値の場合は胸部 CT** など精密検査を行っているのが現実。

【参考文献】
1) Bates SE. *Ann Intern Med* 1991;115:623-638.
2) Jia H, *et al*. *Ann Clin Lab Sci* 2019;49:645-649.
3) 日本肺癌学会（編）．肺癌診療ガイドライン 2022 年版．金原出版．2022．CQ4
4) 金井正光（監）．臨床検査法提要改訂第 35 版．金原出版．2020．

4 胸部 CT （造影剤のメリット、デメリット）

▶YouTube 動画

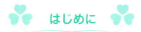 はじめに

　患者さんが医療機関を受診された際、**胸部 X 線で肺がんを疑う怪しい陰影**があると、**次は胸部 CT を撮影**することになります。胸部 CT には「**単純 CT**」と「**造影 CT**」があります。**造影剤も薬ですから、リスクがゼロではありません**。造影剤のメリット・デメリットを知っておきましょう。

造影剤を使うメリット

　単純 CT（造影剤なし）では、がんと周囲の境界が不明瞭になることがあります（図 1-4-1 左）。**造影剤**を使用することで、**周囲組織へのがんの浸潤程度**がよくわかります（図 1-4-1 右）。

単純 CT

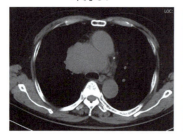

造影 CT

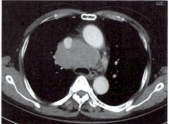

造影 CT では血管が白く染まるので、がんとの位置関係がよくわかる

図 1-4-1　造影剤のメリット（1）

また、**がんの血流の状態やリンパ節と血管との区別**がわかりやすいです（図1-4-2右）。がんの血流状態が多いと気管支鏡検査時に出血しやすいと予測できます。

単純CT 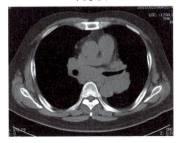　　造影CT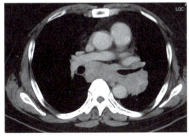

造影CTではがんの中の血流の状態も推定できる。リンパ節と血管の区別も容易。

図1-4-2　造影剤のメリット（2）

造影剤の種類

造影剤の種類は、表1-4-1のとおりです。

表1-4-1　造影剤の種類

ヨード造影剤	造影CTの際に用いられる	有機ヨード化合物
ガドリニウム造影剤	造影MRIの際に用いられる	ガドリニウムは毒性が強いため、キレート化して毒性の低減をはかっている

ヨード造影剤の副作用[1]

- 軽い副作用：**吐き気、動悸、頭痛、かゆみ、くしゃみ、発疹、注射部位の痛み**など。約100人につき5人以下（**5%以下**）です。
- 重い副作用：**呼吸困難、意識障害、血圧低下、腎機能障害**など。入院を要し、時に後遺症が残ります。約2.5万人に1人（**0.004%**）です。
- 病状・体質によっては**約40万人に1人が死亡**します（0.00025%）。

・**脱水状態**では造影剤の副作用が発生しやすいので、十分な**水分補給**が必要です（水分制限がある方は、事前に担当医に相談）。

・造影剤を注射するときに体が熱くなることがありますが、一時的な反応であり問題ありません。

ヨード造影剤の主な注意事項 [1]

・禁忌：ヨード造影剤に**過敏症。重篤な甲状腺疾患**のある方。

・原則禁忌（慎重に判断）：**全身状態不良、気管支喘息、重篤な心臓病、重篤な肝臓病、重篤な腎臓病**など。

・糖尿病の治療薬で**ビグアナイド薬**を使用している場合、検査前後の一定期間（検査日 2 日前から 2 日後までの計 5 日間）は休薬が必要です。

・**糖尿病**については、造影剤検査前の**休薬で血糖コントロール不良**などの可能性があり、事前に主治医に確認が必要です。

・**腎臓が悪い場合、造影剤は使用しない方が無難**です（CCr < 50mL/ 分は要相談）。

ガドリニウム造影剤の副作用 [2]

・軽い副作用：**吐き気、動悸、頭痛、かゆみ、くしゃみ、発疹、注射部位の痛み**など。約 100 人につき 1 人（**1%**）です。

・重い副作用：**呼吸困難、意識障害、血圧低下、腎性全身性線維症**など。約 1.9 万人に 1 人（**0.0052%**）です。

・病状・体質によっては**約 83 万人に 1 人が死亡**します（0.00012%）。

・**脱水状態**では造影剤の副作用が発生しやすいので、十分な**水分補給**が必要です（水分制限がある方は、事前に担当医に相談）。

・造影剤を注射するときに体が熱くなることがありますが、一時的な反応であり問題ありません。

ガドリニウム造影剤の注意事項 [2]

・禁忌：ガドリニウムに**過敏症。重篤な腎障害**のある方。

- 原則禁忌（慎重に判断）：**全身状態不良、気管支喘息、重篤な肝臓病**など。
- **糖尿病**については、造影剤検査前の**休薬で血糖コントロール不良**などの可能性があり、事前に主治医に確認が必要です。
- **腎臓が悪い場合、造影剤は使用しない方が無難**です（Ccr < 50 mL/分は要相談）。
- MRI 検査は**磁力を用いた検査**であるため、体内に金属（**脳動脈クリップ、冠動脈ステント、義歯**など）のある方は要確認。

造影剤は必須か？

- 造影剤のメリット（〇）：がんの状態、リンパ節の状態、血管との関係などがよくわかります。病状を正確に判断するために有用です。
- 造影剤のデメリット（×）：過敏症、腎機能障害のリスク、糖尿病への影響など、完全に安全な薬剤ではありません。

私見ですが、**造影剤検査**は**必要最小限（診断時や治療変更に関わる時）**にとどめるのがいいと考えています。

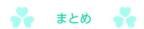

まとめ

- CT の造影剤はヨード、MRI の造影剤はガドリニウム。
- 造影剤を使用することで、**がんの浸潤程度、がんの血流の状態、リンパ節と血管の区別**など、正確な判定ができる。
- 造影剤の副作用は軽いものが数％、重いものが 2 万人に 1 人程度、死亡が数十万人に 1 人程度。
- **過敏症、腎障害**などもあるため、造影剤検査の適応は慎重に判断を。

【参考論文】
1) ヨード造影剤 添付文書．
2) ガドリニウム造影剤 添付文書．

5 気管支鏡（bronchofiberscopy；BFS）

▶ YouTube 動画

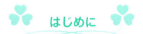
はじめに

　胸部 X 線や CT で肺がんが疑われる場合、その時点ではあくまで「肺がんの疑い」です。**確定診断には「がん細胞」を証明する必要**があります。診断をつけるためには、**組織・細胞を採取してくる必要**があります。

がん細胞の採取方法

　検体採取方法は表 1-5-1 のとおりです。治療方針をきちんと立てるためには、**できるだけ多くの検体（組織）を採取**することが望まれます。

表 1-5-1　がん細胞の採取方法の例

組織を採取する方法	・気管支鏡（経気管支肺生検；TBLB） ・CT ガイド下生検 ・手術（胸腔鏡下手術；VATS）
細胞を採取する方法	・喀痰検査 ・胸水（胸腔穿刺） ・気管支鏡（擦過、洗浄）

　気管支鏡は簡単にいうと、**「胃カメラを細くしたもの」**です。以前は、光を内視鏡の先端から反対端まで通す**光ファイバー**を使用していました。近年は、**CCD カメラ**の画像をモニターに映す**電子スコープ**が普及していますが、今でも気管支鏡は「**bronchofiberscopy**」と呼称されています。

　胃カメラは食道〜胃〜十二指腸を直接観察できるのに対し、気管支鏡はあ

る程度以上の太さの気管支レベルまでしか観察できません。気管支は枝分かれしていくため、**肺の奥の方までは観察できない**わけです。直視下で病変が見えない場合は、**透視下で検体を取ってくる**ことになります。

> ## 気管支鏡検査のイメージ

　透視による**被曝を避ける**ため、**鉛入りのプロテクター**を着用します。**被曝線量を記録する**ために**フィルムバッジ**を胸・首に装着します。**感染予防**のため、**マスク・防護眼鏡**をつけます。

　気管支鏡には先端に CCD カメラが付いており、その画像を**モニターで確認しながら検査**します。**検査医師がカメラを操作し、鉗子の開閉などの操作は助手**が行います（図 1-5-1）。

　多くの場合、直接病変が見えません。**透視下**で鉗子先端が病変にあることを確認しながら検体採取を行います（図 1-5-2）。

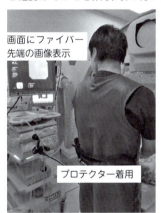
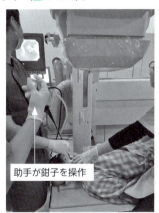

図 1-5-1　気管支鏡（BFS）のイメージ（1）

　組織診は経気管支肺生検（**TBLB**）の**鉗子**で行います。**細胞診**は鉗子の先が**ブラシ状**になっているもので病変部を擦過したり（ブラシ）、**生理食塩水で洗浄**したりして行います（図 1-5-3）。

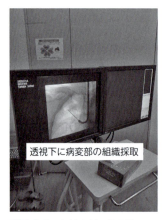
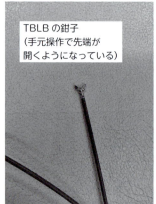

図 1-5-2　気管支鏡（BFS）のイメージ（2）

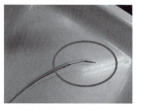

- 経気管支肺生検（TBLB）
- 気管支ブラシ（擦過）
- 生理食塩水による洗浄液

図 1-5-3　気管支鏡で使用する鉗子

気管支鏡検査の実際

　検査前に**不安を軽減する薬**（ヒドロキシジン塩酸塩／アタラックス®-P）、**気道分泌物を抑制する薬**（硫酸アトロピン）を投与します。**前立腺肥大・緑内障がある場合、硫酸アトロピンは禁忌です。**

　呼吸する部位に気管支鏡が進入してくることで、**前処置なしでは咳**が出ます。**咽頭麻酔**として **4％リドカイン**（キシロカイン®）を噴霧します。検査中の咳には、気管支鏡の先端から 4％リドカインを適宜投与します。

　なお当院では、**静脈麻酔**（ミダゾラム／ドルミカム®）で少し眠ってもらった状態で検査します〔検査が終わったら、覚醒する薬剤（フルマゼニル／ア

ネキセート®）を投与します〕。通常、1泊2日の検査になります。

検査では組織を引きちぎってきたり、ブラシでこすったりするので、**出血する確率は100％**です。気管支鏡の前に**抗凝固薬・抗血小板薬の服用の有無**を必ず確認し、**抗凝固薬・抗血小板薬を服用中の場合は休薬しておく必要があります**。できれば造影CTを事前に撮影しておき、**病巣の血流**（造影剤でよく染まる＝出血しやすい）を確認しておくのが望ましいです。

生検で出血しても、通常は気管支鏡自体による**圧迫・経過観察で止血**しますが、出血が持続する場合は**止血剤**〔**アドレナリン（ボスミン®）1万倍希釈液**など〕を使用し、稀に**トロンビンを気管支に撒布**します（**血管内には絶対に投与しないこと**）。ちなみに、気管支鏡検査での**大量出血**（300mL以上、あるいは輸血を要したもの）は、**鉗子生検で0.85％**、**擦過で0.25％**と報告されています[1]。**気管支鏡検査による死亡は0.004％程度**と報告されています[1]。

また、鉗子操作による肺組織採取で肺の一部に穴があき縮んでしまう（**気胸**）ことが稀にあります。経過観察で良い場合もありますが、**胸腔内ドレーン挿入**が必要なこともあります。気胸については、**鉗子生検で0.67％、擦過で0.03％程度**発生すると報告されています[1]。

気管支鏡は肺末梢病変までは病巣を直視できません。最近はCTで病変に至る経路を**シミュレーション**することで、どの気管支に進めていったらいいのかを前もってイメージできるようになりました（図1-5-4）。

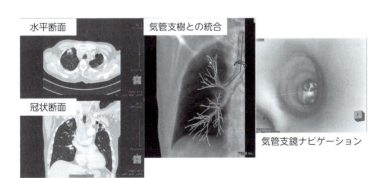

図 1-5-4　バーチャル気管支鏡ナビゲーションシステム

超音波気管支鏡 (endobronchial ultrasound；EBUS)

　気管支鏡は、気管支に沿ってしか進めることができません。そのため、**気管支の経路の外側のリンパ節へのアプローチは困難**でした。また、サイズの**小さい末梢病変の診断率が低い**のが問題でした。近年は EBUS-TBNA、EBUS-GS という新たな手法が使用できます。

・**EBUS-TBNA（超音波気管支鏡ガイド下針生検）**：コンベックス型EBUS で**肺門・縦隔リンパ節・気管・気管支に接している病変をリアルタイムに描出**しながら針穿刺を行い、検体を採取する手技です[2]。主に、**肺門・縦隔リンパ節病変への転移**があるかどうかの判断に用いられます。
・**EBUS-GS（ガイドシース併用気管支内超音波断層法）**：**末梢病変で関与気管支がある病変**に適する検査法です[2]。ガイドシース（GS）に**極細径超音波**を入れた状態で病変部に誘導し、GS を介して複数回検体を採取します。GS があることで病変までの複数回の到達が容易になり、止血効果も期待できます[2]。

クライオバイオプシー

　遺伝子検査や PD-L1 発現など検査項目が増えたため、肺がんの診断時にはできるだけ**大きな検体を採取する**ことが求められます。クライオバイオプシーは、気管支鏡下で**大きく挫滅の少ない組織が採取**できる検体採取法です。**クライオプローブの先端を冷却**し、その先端部が病変に接触することにより**周囲の組織が凍結**されます。凍結された組織は**プローブの先端部と接着**しているため、そのまま引きちぎることで**挫滅が少なく**，大きな検体を採取することが可能な方法です[3]。

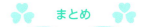

まとめ

- **気管支鏡**は**肺がんの診断**をつける際に重要な検査である。
- 病変は**直視下で観察**できないことが多く、**透視下で TBLB、ブラシ、洗浄**を行い、検体を採取する。
- **EBUS-TBNA、EBUS-GS、クライオバイオプシー**などの新しい手技が出てきており、**できるだけ多くの検体を採取**することが望ましい。
- **生検後には止血したこと**を確認して終了する。

【参考文献】
1) Asano F, *et al. Respirology* 2012; 17: 478-485.
2) 出雲雄大．後期研修医のための呼吸器内科現場診療：「気管支鏡」HOKUTO アプリ．
3) 日本呼吸器内視鏡学会ホームページ．

6 CT ガイド下肺生検

▶YouTube 動画

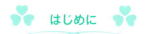
はじめに

　気管支鏡検査で肺がんの診断がつくことが多いのですが、次のような場合は、診断が困難なこともあります。

①病変部位に気管支が通過してなさそうな場合。
②肺の末梢で、病変の大きさが 1cm 以下の場合。

　CT ガイド下肺生検は簡単にいうと、「**CT で場所を確認しながら皮膚から針を刺して、肺組織をとってくる検査**」です。気管支鏡検査では到達が難しい**肺の表面に近い（皮膚から近い）場合**が良い適応となります。

CT ガイド下肺生検の当院での施行例

　CT の撮影室で行います。まず**位置決め用の CT** を撮影します。この際、皮膚に**マーカー**（CT で映るもの）を置いておき、どの位置から穿刺するかの参考にします（図 1-6-1）。
　次に局所麻酔を行い**生検針**を挿入し、**CT 撮影で針の進行方向を確認**しながら針を慎重に進めます。穿刺して**抵抗があるようなら肋骨に当たっている可能性があります**（図 1-6-2）。
　あとは CT 画像を確認しながら、針先がターゲット病変に到達していることを確認します（**範囲を絞るので被曝量は多くありません**）。**穿刺部位や角度を調整し、針の先端が腫瘍内にあることを確認**します（図 1-6-3）。

病変内部まで到達したことが確認されれば、生検針を操作して組織を数回採取します。最後に、**気胸の有無を確認**して終了します。なお、**空気塞栓予防のため、約2時間はベッド上安静で頭部挙上を避けます。**

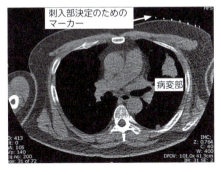

図 1-6-1　CT ガイド下肺生検のイメージ（1）

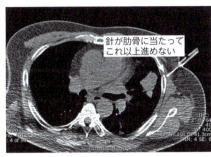

図 1-6-2　CT ガイド下肺生検のイメージ（2）

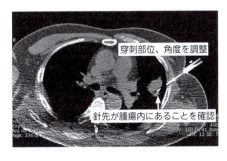

図 1-6-3　CT ガイド下肺生検のイメージ（3）

CT ガイド下肺生検の合併症

　CT ガイド下肺生検の**一番の合併症は気胸**で、約 10 〜 50%に起こります。**COPD および肺気腫は気胸のリスクを高め**、肺気腫のある患者さんは気胸

を起こす**オッズ比が 2.97 〜 4.29** と報告されています[1,2]。

気腫が強い部位は可能であれば穿刺ルートから外した方が良いですが、**穿刺距離**もリスク因子であるため、個々の症例で総合的に判断します[3]。

血痰・喀血は 20%程度に起こります。大多数は数日で消失しますが、必要に応じて止血剤投与を行います。

稀ですが重大な合併症は**空気塞栓**です（脳梗塞や心筋梗塞などが起こり得ます／**0.1%程度**）。空気塞栓が発生した場合、**CT 台にて安静、酸素吸入**が弱く推奨されます[3]。その際、**トレンデンブルグ体位**をとります。空気塞栓の独立した危険因子には、**針の刺入の深さ、生検時の患者の仰臥位、左房より上の位置、挿管麻酔**などが報告されています[4]。空気塞栓を見逃さないために、検査後の CT は**胸部全体の撮影**を行うことが重要です[3]。

用語解説

トレンデンブルグ体位

仰臥位・頭部低位・腰部高位の体位で「骨盤高位」ともいいます。空気塞栓の際に空気が脳に行きにくくなることを期待して、頭部低位とします。

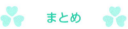
まとめ

- **CT ガイド下肺生検**は、気管支鏡検査での診断が困難な**肺末梢の病変**に良い適応がある。
- **気胸**は 10 〜 50%に起こり、**COPD や肺気腫**があるとリスクが高い。
- **血痰・喀血**は 20%程度に起こる。
- 稀に**空気塞栓**を起こす可能性があり、検査後は胸部 CT で確認する。

【参考文献】
1) Sachdeva M, *et al. Lung* 2016; 194: 379-385.
2) Takeshita J, *et al. Am J Roentgenol* 2015; 204: 29-34.
3) 日本 IVR 学会（編）．CT ガイド下肺生検の手技に関するガイドライン 2020.
4) Glodny B, *et al. Am J Roentgenol* 2017; 208: W184-W191.

7 胸水検査

▶YouTube 動画

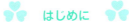 はじめに

　肺がんを疑うとき、気管支鏡検査やCTガイド下生検で組織採取して診断をつけようと試みます。それ以外に、胸水がたまっている場合に**胸水を抜いて診断目的で検査に出す**ということがあります。

胸水とは

　肺と胸郭の間のスペースを**胸膜腔**といいます。**胸水は胸膜腔に液体がたまったもの**です。肺の中にたまった水ではありません。

胸水のたまる原因

- **滲出性胸水**：血管内皮細胞から、**炎症**などが原因で毛細血管透過性が亢進し、蛋白質、細胞、およびその他の血清成分の滲出をきたすことにより生じます。**肺炎、悪性腫瘍、肺塞栓、結核**などが挙げられます。
- **漏出性胸水**：静水圧（血管内圧）の上昇、および**血漿膠質浸透圧の低下**（特に**アルブミン低下**により血管内に水分をとどめておけなくなる）の組み合わせで生じます。**心不全、腎不全、腹水を伴う肝硬変、低アルブミン血症**などが挙げられます。

滲出性胸水と漏出性胸水の区別（Light の基準）

滲出性胸水と漏出性胸水との区別には、**Light の基準**が用いられます（表 1-7-1）[1]。**胸水／血清の LDH、総蛋白**のみで判断する簡便な方法ですが、日常診療でよく用いられます。

表 1-7-1　滲出性胸水の判定（Light の基準）

検査	滲出液	感度（%）	特異度（%）
Light の基準 （以下の 3 つのうち 1 つ以上）		98	83
胸水／血清の総蛋白比	> 0.5	86	84
胸水／血清の LDH 比	> 0.6	90	82
胸水 LDH	>血清 LDH 正常上限×2/3	82	89

（文献 1 より）

その他の胸水検査

胸水検査では、表 1-7-2 のような項目を検査します。

表 1-7-2　胸水検査の例

pH（7.2 未満だと膿胸の可能性）
細胞診（がん細胞の有無の確認）
糖（リウマチ、膿胸、結核、がんで低下）
細菌検査
抗酸菌検査
ADA（結核性胸膜炎で上昇）
CEA（胸水中の腫瘍マーカー）
ヒアルロン酸（胸膜中皮腫のマーカー）

胸水採取（胸腔穿刺）

エコーで胸水の貯留部位を確認し、皮膚を局所麻酔して肋間から針を胸膜腔まで到達させ、胸水を抜きます。肋骨下縁には肋間動脈などの血管があるため、**肋骨上縁に沿って針を進める**ようにします（図 1-7-1）。

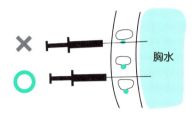

図 1-7-1　胸腔穿刺の部位

胸水を抜く判断

漏出性胸水では原因疾患の治療を行えば**胸腔ドレナージ術は不要**です。
滲出性胸水では**病側 1/2 以上を占める大量胸水、血胸・膿胸、pH < 7.20、糖 < 40mg/dL、またはグラム染色陽性**は**胸腔ドレナージ術**を要します。
胸水の量や**たまるスピード**によって、緊急性を判断します。ゆっくりとたまってきて呼吸困難などの症状がなければ、緊急性は高くありません。
肺がんの**診断目的**で胸水を抜く場合は、**検査に出す胸水量が多いほど診断確率が高い**ので、**50mL 程度以上を目標**に抜きます。たまったドレナージバッグごと検査に出すこともあります。

胸水の細胞診が陰性の場合

悪性胸水の診断率は 1 回だけの胸水細胞診では 50 〜 60％程度とされます[2]。**胸水細胞診が陰性**の場合、表 1-7-3 の 4 項目をすべて満たす場合は、**胸腔鏡検査による胸膜生検も検討**すべきとされます[3]。

表 1-7-3　胸腔鏡検査による胸膜生検を検討するケース

滲出性胸水
胸水細胞診が 2 回以上陰性
胸水の細胞分画がリンパ球優位
胸水の ADA 値が 40 U/L 未満

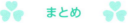

- **胸水で診断がつく肺がん**がある。
- **悪性胸水の診断率**は **1 回の穿刺では 50 ～ 60％程度**である。
- 胸水を抜くときは**エコーで場所を確認**し、**肋骨上縁に沿って穿刺**する。

【参考文献】
1）Light RW. *N Engl J Med* 2002; 346: 1971–1977.
2）*Am J Respir Crit Care Med* 2000; 162:1987-2001.
3）千葉　博. 気管支学 2005; 27: 603-605.

8 PET 検査

▶ YouTube 動画

はじめに

肺がんの診断がついた後、**リンパ節転移・遠隔転移の有無を検査**するために、**PET 検査**を行うことがあります。また、PET 検査は**治療の効果判定**、**再発の有無の判断**にも用いられます。

PET 検査とは

PET は positron emission tomography の略称です。静脈から **FDG（放射性フッ素を付加したブドウ糖）**を注射し、**がん細胞に取り込まれたブドウ糖の分布**を画像にします。

PET-CT 検査は、PET 検査と CT 検査の画像を重ね合わせることで、**がんの有無、がんの位置や広がり**を高い精度で診断することができます[1]。

PET の原理

一般的に、**がん細胞はブドウ糖を多く消費**します。
PET は、**FDG** というマーカーをつけたブドウ糖を静脈に注射します。**がん細胞は他の細胞よりも FDG をより多く取り込むため、生きているがん細胞の存在する部分**が認識できます。
体の中でブドウ糖を多く消費する組織は脳です。脳は正常でも FDG でよく光ります。最終的に FDG は尿から排泄されるので、**膀胱も光ります**。ま

た、**糖尿病など高血糖の場合は正確な結果が出ないこともあります**[1]。

図 1-8-1 では生理的に FDG が取り込まれている所が黒く光っています。それ以外の取り込み部位は異常で、①は肺がんの原発巣、②は縦隔リンパ節転移を示唆します。

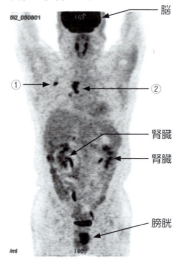

図 1-8-1　PET 画像

PET-CT

PET と CT を組み合わせて、**CT の病変ががん病変かどうかを推定**するのに有用なのが PET-CT です。図 1-8-2 の左は胸部 CT です。縦隔リンパ節腫大を認めます（③）。しかし、これががん病変かどうかは大きさから推定するしかありません。図 1-8-2 の右は PET-CT です。**縦隔リンパ節病変が強く光っており、がん病変を強く疑う**根拠になります（④）。

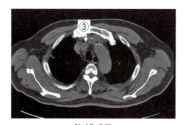

胸部 CT　　　　　　　　　PET-CT
図 1-8-2　PET-CT

がん疑いの患者さんすべてに PET 検査をするべきか？

　PET 検査ができる病院は限られていますので、**すべてのがん疑いの患者さんに PET 検査をするのは非現実的**です。また、**PET 検査は高額**（10 万円程度）です。**がんを疑って気管支鏡検査をしたが、がんと確定診断できなかった場合、保険診療**で PET 検査を受けることができます。

治療開始後の PET

　治療の効果判定や再発の確認に、PET や PET-CT は有用です。
　特に、画像上に腫瘍が残存しているとき、**生きているがん細胞があるかの確認**に有用です（死んだがん細胞は光りません）。

PET 検査時の注意点

・**ブドウ糖が集まりやすい部位**では、がんの診断が難しいです。
・PET 検査での**診断が難しい部位は、脳や心臓、胃や腸などの消化管、肝臓、咽頭の粘膜、膀胱や腎盂・尿管などの泌尿器、炎症を起こしている組織**などです。
・高血糖の場合、診断能が極端に落ちてしまいます。**糖尿病はコントロールの上、PET 検査を行います**。糖尿病の患者さんは、検査数時間前から検査終了まで、**糖尿病の飲み薬やインスリンの注射は禁止**となります。

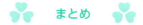
まとめ

- PET 検査は、ブドウ糖をマーカーとした画像検査である。
- PET-CT では、PET 画像と CT 画像を重ね合わせることで病変が悪性かどうか、わかりやすくなる。
- 診断・治療・再発確認時に役立つ。
- 炎症部位にも取り込まれるため、結果解釈は総合的に行う必要がある。
- 糖尿病の患者さんは、PET 検査時に注意が必要である。

【参考文献】
1）国立がん研究センター．がん情報サービス：PET 検査とは．

9 マルチ遺伝子検査

▶ YouTube 動画

 はじめに

非小細胞肺がん（non-small cell lung cancer；NSCLC）、特に腺がんでは**遺伝子変異の割合が高く**、いくつかの**ドライバー遺伝子変異に対する分子標的薬**が使用可能です。一方で、診断のために採取する検体（気管支鏡検査、CTガイド下生検など）は小さいため、**複数の遺伝子変異の検査を一つ一つ行えない**こともあります。

NGS・RT-PCR とコンパニオン診断薬

複数の遺伝子変異を1回の検査で効率よく検査できる方法が **NGS**（次世代シーケンシング）や **RT-PCR**（逆転写ポリメラーゼ連鎖反応）です。NGS は**塩基配列の解読**を行います。RT-PCR は検体から抽出した **DNA/RNA を増幅**し、増幅した PCR 産物の定量を蛍光強度で測定します。

これら**マルチ遺伝子検査**で見つかった遺伝子変異に対して**対応する治療薬が承認**されている場合、その検査は**コンパニオン診断薬（CDx）**と呼びます。

NSCLC で CDx が承認されているもの（保険診療）

NSCLC で CDx が承認されているもの（保険診療できるもの）は、**オンコマイン™ Dx Target Test マルチ CDx システム**、**AmoyDx®肺癌マルチ遺伝子 PCR パネル**、**肺がんコンパクトパネル®CDx マルチコンパニオ

ン診断システムなどです。CDx ごとに、承認された遺伝子変異の種類が異なっています。

その他、検出方法（**NGS、PCR**）、検査結果判明までの日数（**TAT**）、**検出限界**、必要とされる**腫瘍含有率**、**保険点数**が異なっているのが現状です。検体は腫瘍含有率が多い方が陽性率は高くなります。**良質の検体**を採取することが重要です。

以上をまとめたのが、表 1-9-1 です（2024 年 6 月現在）[1-3]。

表 1-9-1　コンパニオン診断薬としてのマルチ遺伝子検査

	オンコマイン™ Dx Target Test マルチ CDx システム	AmoyDx® 肺癌マルチ遺伝子 PCR パネル	肺がんコンパクトパネル®CDx マルチコンパニオン診断システム
EGFR 変異	○	○	○
ALK 融合遺伝子	○	○	○
ROS1 融合遺伝子	○	○	○
BRAF V600E 変異	○	○	○
RET 融合遺伝子	○	○	○
MET exon 14 skipping 変異	○	○	○
KRAS G12C 変異	参考情報	○	○
HER2 変異	○	参考情報	参考情報
検出方法	NGS	PCR	NGS
TAT	1〜2 週間	5〜7 日	1 週間程度
検出限界	5%	1-5%	1%
検体条件	組織 腫瘍含有率 ≧ 30%	組織 腫瘍含有率 ≧ 20%	組織・細胞 腫瘍含有率 ≧ 5%
保険点数	18,000 点	12,500 点	20,000 点

（文献 1 〜 3 を参考に筆者作成）

がんゲノム医療

遺伝子は細胞が正しく働くための設計図で、DNAで構成されています。DNAは4種類の塩基である**アデニン（A）、チミン（T）、グアニン（G）、シトシン（C）**がいろいろな並び方をしています。**遺伝子が集まったものが染色体**であり**全部で23対**あります。**ゲノムは遺伝情報の総称**になります。

がんゲノム医療は、がん細胞のゲノムを調べて**遺伝子の変化**をもとに**患者さん一人一人のがんの性質**を知り、適切な治療法を選択します[4]。

特定の分子標的薬の使用を判定する**CDx**に対し、**包括的がんゲノムプロファイリング**では結果を総合的に判断して最適な治療法を探ります。

包括的がんゲノムプロファイリング（CGP）

何百もの遺伝子変異を1回の検査で調べます。検査は、保険診療で行う場合、自費診療で行う場合、研究で行う場合があります[4]。

保険では、①**標準治療がない固形がん**、②**局所進行もしくは転移があり標準治療が終了した固形がん**、という制限があります。また、検査をしても**治療につながる割合は10～20%**と低く、**遺伝子変異が見つかっても適した薬剤がないこともあります**。検査を保険で受けられるのは**がんゲノム医療中核拠点病院**などに限定され、**エキスパートパネル**を経て報告されます。

2024年6月現在、FoundationOne® CDxがんゲノムプロファイル[5]、FoundationOne® Liquid CDxがんゲノムプロファイル[6]、OncoGuide™ NCCオンコパネルシステム[7]、GenMineTOP®がんゲノムプロファイリングシステム[8]、Guardant 360® CDxがん遺伝子パネル[9]の5つのCGP検査が使用可能です。代表してFoundationOne®について解説します。

FoundationOne® CDxがんゲノムプロファイル、FoundationOne® Liquid CDxがんゲノムプロファイル

固形がん患者さんの腫瘍組織／細胞や血液から得られた**ゲノムDNAの遺伝子変異情報（データ）を解析**するプログラムです。**324のがん関連遺伝子の変異**などを包括的に一括検出および変異解析します。

NSCLCでは、*EGFR* exon 19欠失、L858R、T790M、*ALK*融合遺

伝子、*ROS1* 融合遺伝子、*MET* exon 14 skipping について CDx が承認されています。また、固形がんにおいて **MSI（マイクロサテライト不安定性）** 判定、**TMB（腫瘍遺伝子変異量）** スコアの算出、***NTRK* 融合遺伝子**検査、***RET* 融合遺伝子**検査を行い、適合すれば対応する治療薬が使用可能です。組織検体が採取困難な場合は、**Liquid（血液）検体**で検査可能です（2024 年 6 月現在）。

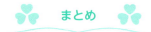

まとめ

- NGS や RT-PCR により 1 回の検査で多くの**遺伝子変異が検出**できる。
- 変異に対応する薬剤が存在する場合、**CDx** と呼ぶ。
- **CDx** には、**オンコマイン™ Dx Target Test マルチ CDx システム**、**AmoyDx® 肺癌マルチ遺伝子 PCR パネル**、**肺がんコンパクトパネル® CDx マルチコンパニオン診断システム**などがある。
- **包括的がんゲノムプロファイリング（CGP）の保険適応条件には標準治療が終了した固形がん**などの制限があり、**エキスパートパネル**で検討される。

【参考文献】
1）オンコマイン™ Dx Target Test マルチ CDx システム 添付文書.
2）AmoyDx® 肺癌マルチ遺伝子 PCR パネル 添付文書.
3）肺がんコンパクトパネル® CDx マルチコンパニオン診断システム 添付文書.
4）国立がん研究センター．がん情報サービス：がんゲノム医療.
5）FoundationOne® CDx がんゲノムプロファイル 添付文書.
6）FoundationOne® Liquid CDx がんゲノムプロファイル 添付文書.
7）OncoGuide™ NCC オンコパネルシステム 添付文書.
8）GenMineTOP® がんゲノムプロファイリングシステム 添付文書.
9）Guardant 360® CDx がん遺伝子パネル 添付文書.

> コラム

▶ YouTube 動画

ステロイドの使用場面

　ステロイドは、肺がん診療の様々な場面で使用され、抗炎症作用が特徴です。腫れの改善、食欲増進、吐き気止め、呼吸困難の改善、痛み止めなど、いろいろな目的で使用します。以下に、ステロイド使用場面を4つご紹介します。

①緩和ケア
　がん性疼痛、呼吸困難、食欲低下、だるさなど、肺がんの経過中にいろいろな症状が出現・悪化していく際に、ステロイドで症状緩和を試みます。

②抗がん薬投与時の吐き気止め
　殺細胞性抗がん薬投与時には、吐き気止めとしてステロイドを使用。特にデキサメタゾンをよく使用します。
　催吐作用の強い抗がん薬の際には、他の制吐薬（NK1 受容体拮抗薬、5-HT3 受容体拮抗薬など）と併用します。

③抗がん薬投与後の副作用対策
　抗がん薬投与した後の副作用として、吐き気、食欲不振、だるさ、皮疹、肝障害、間質性肺炎などが起こり得ます。いずれも内服のプレドニゾロンを投与して対応します。
　免疫チェックポイント阻害薬（ICI）使用時の免疫関連有害事象（irAE）の治療薬も、メインはステロイドです。

④肺がんの経過中の腫れの治療
　脳転移による脳浮腫、脳転移に放射線治療したときの脳浮腫、気管支の腫れによる気道狭窄、抗がん薬の刺激による血管炎などに対して、腫れの改善を期待してステロイドを使用します。

ステロイドの副作用

▶ YouTube 動画

　ステロイドは、長期・大量に使用すると、以下の副作用が問題になります。

- ・風邪をひきやすい（易感染性）
- ・血糖コントロール悪化（糖尿病）
- ・骨がもろくなる（骨粗しょう症）
- ・胃潰瘍（ステロイド潰瘍）
- ・満月様顔貌、皮膚が薄くなる
- ・精神症状（不眠、興奮）
- ・白内障、緑内障
- ・筋肉萎縮　　　　など

　長期投与が見込まれる場合、ST合剤1錠／日程度〔感染予防（特にニューモシスチス肺炎）〕、PPI（プロトンポンプ阻害薬）（胃潰瘍予防）を併用投与します。

第2章

肺がん治療のリアル

1 肺がんの組織型

▶YouTube 動画

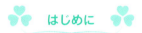
はじめに

　前章では、**肺がん疑い**の患者さんの**診断をつける**ところまでを解説しました（→第 1 章　肺がん診断のリアル）。
　では、**肺がんと診断がついたらすぐに治療でしょうか？**　実は、**治療開始前に確認しておきたいこと**があります（ただし**進行が早く、すべての結果がわかるまで待てない**と判断されるときは、**肺がんと診断がつき次第、治療を開始**することもあります）。

肺がん治療開始前の確認項目

　肺がん治療開始前に確認しておきたいことは次の 5 つです（表 2-1-1）。

表 2-1-1　肺がん治療開始前の確認項目

組織型	・小細胞肺がんか、非小細胞肺がんか？ ・非小細胞肺がんの場合、扁平上皮がんか、非扁平上皮がんか？
がんの進行度合い（ステージ）	・TNM 分類は？ ・早期がんか？ ・進行がんか？
ドライバー遺伝子変異	分子標的薬の治療の可否
PD-L1 発現の状況	免疫チェックポイント阻害薬の効果予測
患者さん側の因子	持病、臓器機能、元気さ（PS）など

まず、**組織型を確認することが重要**です。特に**小細胞肺がん（small cell lung cancer；SCLC）**と**非小細胞肺がん（non-small cell lung cancer；NSCLC）**とは、分けて考える必要があります。その理由は**治療方針・治療薬がかなり異なる**からです。

もちろん**病理検査（顕微鏡）**で判断するのですが、**組織型に特徴的な特殊染色**を行い判断することもあります。**腫瘍マーカー**の値が参考になることもあります。

小細胞肺がん (small cell lung cancer；SCLC)

■ SCLC の特徴

・**小型**でほとんど細胞質を持たない **N/C 比（細胞における核の容積比）が高い**がんです[1]。
・**肺がんの 15％程度**、肺野型肺がんの 10％程度を占め、**喫煙との関連性**があります。
・90％で**中枢の気管支に好発**し、**気管支粘膜下に沿って浸潤**するため、閉塞性肺炎はきたしにくいです。
・**進行経過が早く、血行性転移をきたしやすい**です。一方、**早期からリンパ行性転移**もします。
・脳、肝、骨、副腎などに**早期から転移**し、**転移巣症状で発見**されることも多いです。
・SCLC は TNM 分類でなく、**表 2-1-2** のように分類し、**LD-SCLC、ED-SCLC** などと記載します。

表 2-1-2　SCLC の分類

限局型 LD（limited disease）	がんが一側肺に限局し、鎖骨上窩リンパ節を越えないもの（同側肺門、両側縦隔、両側の鎖骨上窩のリンパ節に限局される）
進展型 ED（extensive disease）	がんが上記の範囲を超えるもの

なお、**腫瘍マーカー**としては、**NSE、ProGRP** が有用です。時として **ACTH、ADH** などの産生により、**腫瘍随伴症候群**をきたすことがあります。

扁平上皮がん（squamous cell carcinoma）

■ 扁平上皮がんの特徴

・皮膚・粘膜などの細胞に似た**平べったい形**をしたがんです[2]。

・**肺がんの30%程度**を占め、**喫煙との関連性**が強いです。

・多くは、肺の入り口（中枢）に近い**肺門部**に起こります。

・**腫瘍マーカー**としては、**SCC、シフラ（CYFRA）**が有用です。

腺がん（adenocarcinoma）

■ 腺がんの特徴

・唾液腺など**腺腔構造**に似た病理画像を示すタイプのがんです[3]。

・腺がんの免疫組織化学染色で **thyroid transcription factor-1（TTF-1）** が有用です[4]。

・**肺がんの約半数**を占めます。**非喫煙者**にも起こります。

・多くは**肺野**に起こります。胸部X線でも発見しやすいですが、早期の場合は陰影が淡く〔**すりガラス陰影（GGO）**〕、CTで初めて指摘されることもあります。

・**腫瘍マーカー**としては、**CEA、SLX**が有用です。

大細胞がん（large cell carcinoma）

■ 大細胞がんの特徴

・NSCLCのうち**扁平上皮がんでも腺がんでもなく**、細胞サイズの大きなものを「大細胞がん」といいます[5]。

・**肺がんの数%**を占めます。

・**多くは肺野**に発生します。

・大細胞がん特有の腫瘍マーカーはありません。

・**LCNEC**という特殊なタイプもあります。

用 語 解 説

分類不能（not otherwise specified; NOS）

腺がんまたは扁平上皮がんにクリアカットに分類できない場合、またはいずれの成分も見られる場合は **NOS（分類不能）** とします[6]。

大細胞神経内分泌癌（large cell neuroendocrine carcinoma； LCNEC）

大細胞がんの中に、**神経内分泌マーカー**〔**クロモグラニン A、シナプトフィジン、神経細胞接着分子（CD56）など**〕が陽性となるものがあります。神経内分泌マーカーの一つが**腫瘍全体の 10％以上で陽性**であると LCNEC と診断されます。**SCLC に準じて治療**をすることもあります[7]。

 まとめ

- 肺がんと診断後、まずは SCLC か NSCLC かを確認する。
- NSCLC では、**扁平上皮がんか非扁平上皮がん**かを確認する。
- **腺がんの免疫組織化学マーカー**として、TTF-1 が有用である。
- 腺がんか扁平上皮がんに**分類できない**ときは **NOS** とする。
- LCNEC は **SCLC に準じて治療**をすることも多い。

【参考文献】
1）日本病理学会．病理コア画像．小細胞肺癌．
2）日本病理学会．病理コア画像．扁平上皮癌．
3）日本病理学会．病理コア画像．非小細胞肺癌（腺癌）．
4）石和直樹，他．肺癌 2001; 41:45-49.
5）日本病理学会．病理コア画像．非小細胞肺癌（大細胞癌）．
6）南優子，他．肺癌 2019; 59: 1083-1089.
7）日本肺癌学会（編）．肺癌診療ガイドライン 2022 年版．金原出版．2022; 1: 260.

2 肺がんの TNM 分類（ステージ分類）

▶ YouTube 動画

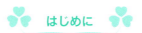 はじめに

組織型が決まったら、次は**進行度合い（ステージ）**を確認します。

肺がんの TNM 分類（ステージ分類）

肺がんの進行度合いを決める因子として次の3つがあります（表 2-2-1）[1]。

表 2-2-1　進行度合い（ステージ）を決める因子

T	がんの大きさ・部位
N	リンパ節転移の有無・部位
M	遠隔転移の有無・部位・個数

T 因子

T 因子[1] は、**原発巣の大きさ・部位**で判定します（表 2-2-2）。**TX、T0、Tis、T1mi、T1a、T1b、T1c、T2a、T2b、T3、T4** で判定します。T 因子を決定する検査は**胸部 CT** です。

表 2-2-2　T 因子

・大きさ：

TX：原発腫瘍の存在が判定できない、あるいは喀痰または気管支洗浄液細胞診でのみ陽性で画像診断や気管支鏡では観察できない。

T0：原発腫瘍を認めない。

Tis：上皮内がん（carcinoma *in situ*）：肺野型の場合は，充実成分 0cm かつ病変全体径 ≦ 3cm。

	腫瘍の充実成分径
T1	T1mi（≦ 0.5cm かつ病変全体径 ≦ 3cm）、T1a（≦ 1cm で Tis・T1mi に相当しない）、T1b（> 1cm かつ≦ 2cm）、T1c（> 2cm かつ≦ 3cm）
T2	T2a（> 3cm かつ≦ 4cm）、T2b（> 4cm かつ≦ 5cm）
T3	T3（> 5cm かつ≦ 7cm）
T4	T4（> 7cm）

・部位：

T1	肺または臓側胸膜に覆われている。主気管支に及んでいない
T2	主気管支〜気管分岐部未満への浸潤、臓側胸膜に浸潤
T2	肺門まで連続する部分的または一側全体の無気肺・閉塞性肺炎
T3	壁側胸膜、胸壁、横隔神経、心膜のいずれかに直接浸潤
T3	同一葉内の不連続な副腫瘍結節
T4	横隔膜、縦隔、心臓、大血管、気管、反回神経、食道、椎体、気管分岐部への浸潤、あるいは同側の異なった肺葉内の副腫瘍結節

N 因子

　N 因子 [1] は、**リンパ節転移の有無・部位**で判定します（表 2-2-3）。N 因子を決定する検査は**胸部 CT** です。

表 2-2-3　N 因子

NX	所属リンパ節評価不能
N0	所属リンパ節転移なし
N1	同側の気管支周囲かつ / または同側肺門、肺内リンパ節への転移で原発腫瘍の直接浸潤を含める
N2	同側縦隔かつ / または気管分岐下リンパ節への転移
N3	対側縦隔、対側肺門、同側あるいは対側の前斜角筋、鎖骨上窩リンパ節への転移

M 因子

M 因子 [1] は、**遠隔転移の有無・部位・個数**で判定します（表 2-2-4）。M 因子を決定する検査は、**脳 MRI（脳転移）・腹部造影 CT（肝臓・副腎転移など）・骨シンチ（骨転移）**です。また、全身の転移病変を 1 回で調べるものとして **PET-CT** があります。

表 2-2-4　M 因子

M0	遠隔転移なし
M1	遠隔転移がある
M1a	対側肺内の副腫瘍結節、胸膜または心膜の結節、悪性胸水（同側・対側）、悪性心囊水
M1b	肺以外の一臓器への単発遠隔転移がある
M1c	肺以外の一臓器または多臓器への多発遠隔転移がある

T・N・M を組み合わせて進行度（ステージ）を決定します（表 2-2-5）[1]。

表 2-2-5 TNM 臨床病期分類（UICC-8 版）

	N0	N1	N2	N3	M1a	M1b 単発 遠隔転移	M1c 多発 遠隔転移
T1a(≦1cm)	ⅠA1	ⅡB	ⅢA	ⅢB	ⅣA	ⅣA	ⅣB
T1b (1-2cm)	ⅠA2	ⅡB	ⅢA	ⅢB	ⅣA	ⅣA	ⅣB
T1c (2-3cm)	ⅠA3	ⅡB	ⅢA	ⅢB	ⅣA	ⅣA	ⅣB
T2a (3-4cm)	ⅠB	ⅡB	ⅢA	ⅢB	ⅣA	ⅣA	ⅣB
T2b (4-5cm)	ⅡA	ⅡB	ⅢA	ⅢB	ⅣA	ⅣA	ⅣB
T3 (5-7cm)	ⅡB	ⅢA	ⅢB	ⅢC	ⅣA	ⅣA	ⅣB
T4 (>7cm)	ⅢA	ⅢA	ⅢB	ⅢC	ⅣA	ⅣA	ⅣB

T・N・M を組み合わせて、Ⅰ〜Ⅳ期に分類する。通常、Ⅰ・Ⅱ期は早期肺がん、Ⅲ・Ⅳ期は進行肺がんと分類する。　　　　　　　　　　　　　　　（文献 1 を参考に筆者作成）

なお、UICC-9 版[2]では以下の変更があります。
・N2 をさらに細分し、
　N2a：単一領域（single-station N2）
　N2b：多領域（multiple-station N2）
・M1c をさらに細分し、
　M1c1：一臓器における多発遠隔転移
　M1c2：多臓器における多発遠隔転移

cTNM 分類・pTNM 分類

　　　TNM 分類を**臨床的（clinical）**に判定したのが **cTNM 分類**です。リンパ節転移の有無は画像で判定します。手術前 cT1aN0M0 ⅠA1 期と診断して手術を行った場合、手術時にリンパ節転移が判明することがあります。その結果、最終判定となるのが**病理学的（pathological）**な TNM である **pTNM 分類**です。

　　　前述のケースで pT1aN2M0 となれば、手術後のステージはⅢA 期（術後化学療法が必要）になります。このように**手術前のステージが手術の結果、変更されることは時々あります**。PET-CT で術前に悪性病変の拡がりを推測することも行われています[3]。

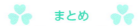

まとめ

- **肺がんのステージ**は、**TNM 分類**で判定する。
- **臨床病期（cTNM）**は**病理学的病期（pTNM）**としばしば異なる。
- **PET-CT** は**病変の拡がりを把握**するのに有用である。

【参考文献】
1) Goldstraw P, et al. J Thorac Oncol 2016; 11: 39-51.
2) Osarogiagbon RU, et al. J Thorac Oncol 2023; 18(4): 410-418.
3) 木村秀，他. Tokushima Red Cross Hospital Medical Journal 2011; 16: 1-4.

3 ドライバー遺伝子変異

▶YouTube 動画

 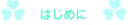

　肺がんの中でも、**非扁平上皮 NSCLC**（ほとんどが**腺がん**）では**ドライバー遺伝子変異**があるかどうかの検討が重要です。ドライバー遺伝子変異があり、それに対する分子標的薬があると、治療効果が高いことが期待されます。

ドライバー遺伝子と変異

　がんは**遺伝子異常の蓄積**によって発生しますが、その種類は遺伝子変異（**点突然変異・挿入・欠失変異**など）、**コピー数変化**（増幅および欠失）、**遺伝子融合**などさまざまです[1]。

　がん遺伝子・がん抑制遺伝子といった、がんの発生・進展において直接的に重要な役割を果たす遺伝子を「**ドライバー遺伝子**」と呼びます[2]。

　ドライバー遺伝子に変異が起こると、**細胞の増殖シグナルが恒常的に活性化**し、がん化することがあります。その活性化したシグナルを阻害する**分子標的薬**は、従来の殺細胞性抗がん薬よりも**特異的かつ高い殺細胞性効果**を示すことが期待されます[2]。ドライバー遺伝子変異を持つ肺がん患者さんにとって、「効果が期待できる」分子標的薬はまさしく precision medicine（精密医療）です。

　遺伝子変異の頻度は人種による差が大きく、肺腺がんの場合、日本人では53%に *EGFR* 変異が見られたのに対し、アメリカ人では11.3%でした[3]。一方、*KRAS* 変異は日本人で9.7%、アメリカ人で32.2%と報告されています[3]。**日本人のドライバー遺伝子変異の頻度は *EGFR* 変異が圧倒的に多**

く、他のドライバー遺伝子変異（*ALK* 融合遺伝子・*ROS1* 融合遺伝子・*BRAF* V600E 変異・*MET* exon 14 skipping 変異・*RET* 融合遺伝子・*NTRK* 融合遺伝子・*KRAS* G12C 変異・*HER2* 変異）の頻度は 1〜数%にとどまります。近年では効率よく複数のドライバー遺伝子変異を調べるために、**マルチ遺伝子検査**が普及しつつあります。

分子標的薬

2024 年 6 月現在、**NSCLC で使用できる分子標的薬**をまとめました（表 2-3-1)[4]。

表 2-3-1　NSCLC のドライバー遺伝子変異と治療薬

EGFR 変異	ゲフィチニブ、エルロチニブ、アファチニブ、ダコミチニブ、オシメルチニブ
ALK 融合遺伝子	アレクチニブ、ロルラチニブ、ブリグチニブ、セリチニブ
ROS1 融合遺伝子	クリゾチニブ、エヌトレクチニブ
BRAF V600E 変異	ダブラフェニブ＋トラメチニブ
MET exon 14 skipping 変異	テポチニブ、カプマチニブ
RET 融合遺伝子	セルペルカチニブ
NTRK 融合遺伝子	エヌトレクチニブ、ラロトレクチニブ
KRAS G12C 変異	ソトラシブ
HER2 変異	トラスツズマブ デルクステカン

（日本肺癌学会編. 肺癌診療ガイドライン 2022 年版. 金原出版，2022 を参考に筆者作成）

がん遺伝子・がん抑制遺伝子

主に**細胞増殖に促進的**に働き、**変異・増幅・転座による遺伝子融合**などによって**活性化することでがん化**に寄与する遺伝子を**「がん遺伝子」**といいます。逆に**細胞増殖に抑制的**に働き、**変異・欠失・メチル化**などによって、その機能が**不活性化することでがん化**に寄与する遺伝子を**「がん抑制遺伝子」**といいます[2]。

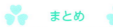

まとめ

- **非扁平上皮がん**では、**ドライバー遺伝子変異の有無**を確認する。
- ドライバー遺伝子変異では、***EGFR* 変異が圧倒的に高頻度（腺がんの約半数）**で、その他の遺伝子変異（*ALK* 融合遺伝子・*ROS1* 融合遺伝子・*BRAF* V600E 変異・*MET* exon 14 skipping 変異・*RET* 融合遺伝子・*NTRK* 融合遺伝子・*KRAS* G12C 変異・*HER2* 変異）は 1〜数%と希少である。
- 限られた検体でドライバー遺伝子変異を検査するため、**マルチ遺伝子検査**が普及しつつある。

【参考文献】
1) Garraway LA. *J Clin Oncol* 2013;31:1806-1814.
2) 角南久仁子．IRYO 2020;74;33-37.
3) Saito M, *et al. Cancer Sci* 2016;107:713-720.
4) 日本肺癌学会（編）．肺癌診療ガイドライン 2022 年版．金原出版．2022．

4 PD-L1 発現

 はじめに

　肺がんの治療方法として、**手術、放射線、殺細胞性抗がん薬（さらに分子標的薬）が 3 本柱**といわれてきましたが、近年、**免疫チェックポイント阻害薬（immune checkpoint inhibitor; ICI）**が第 4 の治療方法として確立してきました（広い意味での抗がん薬）。がんに対する免疫療法は、過去にいろいろ研究されてきました[1]。免疫にアクセルをかける方法はほとんど効果が証明されなかったのに対して、免疫のブレーキを外す方法は効果が検証され、がん治療の一翼を担うようになっています。

免疫にアクセルをかける方法

　免疫細胞ががん細胞を攻撃する力を強め、免疫にアクセルをかける方法としては下記がありますが、ほとんどは効果が証明されておらず、原則、自由診療です。
- **エフェクター T 細胞療法**：がん細胞への攻撃力を強めるために、患者さん自身の T 細胞を体の外に取り出し、T 細胞にがん細胞の目印を見分ける遺伝子を組み入れて増やしてから、再び体の中に戻します。攻撃力が強まった T 細胞を使う方法です。
- **その他のがんペプチドワクチン、活性化自己リンパ球療法、NK 細胞療法**：臨床試験で効果は証明されていません。
- **CAR-T 療法**：例外的に有効と証明されたのが CAR-T 療法です。がん細胞を攻撃できるように T 細胞に CAR(キメラ抗原受容体) 遺伝子の導入

を行い、患者さんに戻します。従来の化学療法に難治性あるいは抵抗性となった血液がんに適応がありますが、2024年6月現在、肺がんには承認されていません。

免疫のブレーキを外す方法

手術・放射線・抗がん薬は、がんを直接のターゲットとしたものです。一方、**ICIによるがん免疫療法はT細胞によるがん攻撃のブレーキを外す**ことでがんに対する免疫力を増強します（図2-4-1）。

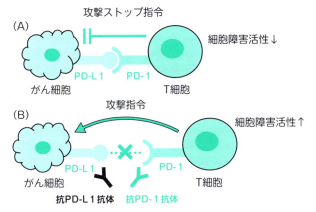

図2-4-1　免疫チェックポイント阻害薬（ICI）の作用点

抗PD-1抗体／抗PD-L1抗体のイメージです（図2-4-1）。通常、**T細胞（細胞障害性Tリンパ球）**はがんを異物と認識し攻撃しようとします。しかし、**がん細胞上のPD-L1がT細胞上のPD-1と結合**すると、**がん攻撃にストップ**がかかってしまいます。これを**「がんの免疫逃避」**といいます（A）。

一方、抗PD-1抗体／抗PD-L1抗体を投与すると、がん細胞上のPD-L1とT細胞上のPD-1が結合しなくなり、**がん攻撃のブレーキが外れ**、T細胞ががんを攻撃するようになります（B）。

抗PD-1抗体／抗PD-L1抗体はがん免疫サイクルの中の**エフェクター相**（がん組織でT細胞ががんを攻撃）に作用します。一方、**抗CTLA-4抗体**はがん抗原の情報を受け取った**樹状細胞**がリンパ節のレベルでT細胞に情報をスムーズに伝達できるようにします（**プライミング相**）。

ICI は PD-L1 の発現状況により効果が違います。KEYNOTE189 試験の5 年フォローアップの結果でも、5 年生存率は PD-L1 発現率が 50％以上で29.6％、1-49％で 19.8％、<1％で 9.6％と、PD-L1 発現率が高いほど良好でした[2]。

　肺癌診療ガイドラインでも ICI は中心的な位置を占めつつあります[3]。肺がんの治療開始前に PD-L1 の発現状況を確認しておくことは、ICI を使用するか、**使用するとしたら単剤なのか、化学療法と併用するのか、ICI を 2 剤併用するのか**の判断に重要です。2024 年 6 月現在、肺がんに対して 6 種類の ICI が使用可能です（表 2-4-1）。

表 2-4-1　肺がんに使用可能な ICI

抗 PD-1 抗体	ニボルマブ（オプジーボ®）、ペムブロリズマブ（キイトルーダ®）
抗 PD-L1 抗体	アテゾリズマブ（テセントリク®）、デュルバルマブ（イミフィンジ®）
抗 CTLA-4 抗体	イピリムマブ（ヤーボイ®）、トレメリムマブ（イジュド®）

　ICI は**免疫のブレーキを外す治療薬**です。そのため、**免疫が強くなりすぎると自己免疫疾患に似た有害事象が起こりえます**。これを**「免疫関連有害事象（immune-related adverse events；irAE）」**と呼びます。ICI を使い終わった後に irAE が起こることもあり、注意が必要です。

用 語 解 説

がん免疫サイクル

がん免疫サイクルは**7つのステップ**からなります。細胞死などに陥ったがん細胞から**がん抗原**が出され（ステップ1）、それを**樹状細胞（DC）**が取り込み、成熟化すると同時に**リンパ節**へと遊走します（ステップ2）。リンパ節でDCは取り込んだ**がん抗原を主要組織適合性遺伝子複合体（MHC）クラスⅠ分子に提示**することにより、**T細胞をプライミングします（ステップ3：プライミング相）**。活性化したT細胞は血流に乗り（ステップ4）、腫瘍組織へ浸潤し（ステップ5）、がん細胞を認識し（ステップ6）、傷害します**（ステップ7：エフェクター相）**[4]。

 まとめ

- **Ⅳ期 NSCLC** では **PD-L1の発現状況**で ICI の効果が異なる。
- ICI を使用することで**長期的な予後改善が期待**される。
- irAE には**長期にわたり注意**が必要である。

【参考文献】

1) 国立がん研究センター．がん情報サービス：免疫療法　もっと詳しく．
2) Garassino MC, *et al. J Clin Oncol* 2023;41:1992-1998.
3) 日本肺癌学会（編）．肺癌診療ガイドライン2022年版．金原出版．2022.
4) Chen DS, *et al. Immunity* 2013; 39: 1-10.

5 患者側の因子

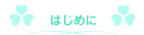
はじめに

　肺がんの治療に際して、肺がん側の因子（組織型、ステージ、ドライバー遺伝子変異、PD-L1 発現状況）の他に、**治療する対象である患者の状態**を把握することはとても重要です。

持病の有無

■ B 型肝炎キャリア
　抗がん薬治療により、**B 型肝炎ウイルスが再活性化**する可能性があります。抗がん薬の治療開始前に **B 型肝炎検査（HBs 抗原、HBc 抗体および HBs 抗体）** をしておく必要があります。上記スクリーニング検査で陽性が出たら、**HBV DNA** を追加で確認します[1]。

■ 慢性呼吸器疾患（COPD、間質性肺炎など）
　肺機能は手術適応に関係します。手術前の肺機能検査で**耐術能**を確認し、必要なら縮小手術に手術計画を変更します。また**間質性肺炎があると、放射線治療、抗がん薬の使用に制限**がかかります。

　参考までに、**抗がん薬による肺障害**の頻度はブレオマイシンが 10.2％、ペメトレキセドが 3.6％、ビノレルビンが 2.45％、アムルビシンが 2.2％、イリノテカンが 1.3％、ゲムシタビンが 1.0％、ドセタキセルが 0.6％、パクリタキセルが 0.54％、S-1 が 0.3％、カルボプラチンが 0.1％、シスプラチンが 0.1％未満などと報告されています[2]。

■ 自己免疫疾患

特に ICI を使用する際には**自己免疫疾患**の有無に要注意です。ICI 使用により、**もともとの自己免疫疾患が悪化**することが時々あります。ICI 使用を考えるときには、あらかじめ自己免疫疾患の有無の確認が重要です。

臓器機能

■ 心機能

心機能は手術適応に関係します。肺がんの手術は全身麻酔のため、心機能の確認を**心電図・心エコー**などで行います。また**抗がん薬**の中には**心障害**をきたすものもあります（アムルビシンなど）。オシメルチニブやクリゾチニブなどでは **QT 延長**に注意が必要です。

■ 腎機能

抗がん薬の使用量の決定には主に**体表面積**が使われますが、**カルボプラチン投与量は糸球体濾過量（GFR）を使って Calvert の式で**計算されます（後述）。腎機能があまりに低いと使えない抗がん薬もあります（例えば、ペメトレキセド）[3]。

■ 肝機能

肝機能が悪いと抗がん薬の用量調整が必要ですし、重篤な肝障害があれば、抗がん薬はそもそも使用できません。

PS（performance status）

患者の「元気さ」を表す指標で、抗がん薬を投与する際にも非常に参考にします（表 2-5-1）[4]。

表 2-5-1　PS（performance status）

スコア	定義
PS 0	全く問題なく活動できる 発病前と同じ日常生活が制限なく行える
PS 1	肉体的に激しい活動は制限されるが、歩行可能で、軽作業や座っての作業は行うことができる 例：軽い家事、事務作業
PS 2	歩行可能で自分の身の回りのことはすべて可能だが作業はできない 日中の 50% 以上はベッド外で過ごす
PS 3	限られた自分の身の回りのことしかできない 日中の 50% 以上をベッドか椅子で過ごす
PS 4	全く動けない 自分の身の回りのことは全くできない 完全にベッドか椅子で過ごす

（文献 4 を参考に筆者作成）

　ガイドラインに記載されている**抗がん薬の多くは PS 0, PS 1 の患者を対象に臨床試験が組まれていることが多い**です。一方、**ドライバー遺伝子変異陰性のⅣ期 NSCLC において PS 3, PS 4 の患者には化学療法は勧められない**と記載されています[5]。

　今まで解説してきたように、肺がんの治療をする際は、**肺がん側の因子（組織型、ステージ、ドライバー遺伝子、PD-L1）** と、**患者側の因子（持病、臓器機能、PS など）** を検討して総合的に決定します。
　一方、すべての検査がそろうまで待てない場合（**進行が早い、SVC 症候群、気道狭窄など**）は、**最低限の情報で治療を先行**することもあります。

Calvert の式

　カルボプラチンの投与量の決定には Calvert の式が用いられます[6]。
　D = 目標 AUC ×（GFR + 25）
　D：投与量（mg）、AUC：血中濃度曲線下面積（mg/mL ×分）
　GFR は実臨床では Ccr を使用することが多いです（Cockcroft-Gault 式）。

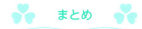

まとめ

- 肺がんの治療に当たっては、**患者側の因子**も考慮する。
- 持病としては、**B型肝炎キャリア、慢性呼吸器疾患、自己免疫疾患**などをチェックする。
- 臓器機能としては、**肺機能**の他、**心機能、腎機能、肝機能**などをチェックする。
- 全体の「元気さ」として **PS が重要**である。

【参考文献】
1) 日本肝臓学会．B型肝炎治療ガイドライン第4版・簡易版．2020; 1: 17.
2) 日本呼吸器学会（編）．薬剤性肺障害の診断・治療の手引き第2版 2018．メディカルレビュー社．2018; 1: 69.
3) ペメトレキセド．インタビューフォーム．
4) Common Toxicity Criteria, Version2.0 Publish Date April 30, 1999.（日本語版は JCOG ホームページからの引用）
5) 日本肺癌学会（編）．肺癌診療ガイドライン2022年版．金原出版．2022; 1: 233.
6) Calvert AH, et al. *J Clin Oncol* 1989; 7: 1748-1756.

6 治療方針の決定

▶YouTube 動画

はじめに

　ここまで、肺がんの診断、そして治療開始前に確認しておきたいことについて述べてきました。いよいよ治療開始です。**治療方針の決定は、ステージ別に大まかな指針があります**。私見も交え、ステージ別の診療のリアルを解説していきます。

　図 2-6-1 に **NSCLC のステージ別の治療方針**についてのイメージを提示しました（私見）。肺がんの治療手段には、手術・放射線治療・化学療法の3つがあります。**ステージ別に推奨される治療が変わってきます**。

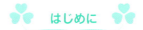

図 2-6-1　ステージ別の治療方針（NSCLC）

Ⅰ期（ⅠA期、ⅠB期）

　根治が期待できる状態です。**基本的には手術**が選択されます[1]。手術の基本は**肺葉切除**ですが、超早期あるいは高齢の場合や肺機能が悪い場合は**部分切除・区域切除**などの縮小手術が選択されることもあります。**ⅠA期の場合、手術のみで経過観察になります**（図2-6-1 ①）。**ⅠB期の場合、術後再発予防にテガフール・ウラシル（ユーエフティ®）**を服用することが多いです（図2-6-1 ②）。高齢者、PS不良例などでは、**放射線治療のみで局所制御**を行うこともあります（図2-6-1 ①、②）。

Ⅱ期（ⅡA期、ⅡB期）

　手術のみで根治できることもありますが、**術後再発**が起こることもあります[1]。したがって、**術後補助化学療法±放射線治療**を併用することもあります。逆に**術前補助化学療法±放射線治療**を行い、がんを小さくした後で手術を行うこともあります（図2-6-1 ③）。

Ⅲ期（ⅢA期、ⅢB期、ⅢC期）

　リンパ節の転移など、手術だけでは根治が難しい状態です。**手術できるのはⅢA期まで**と考えます[1]（図2-6-1 ④）。ⅢB期やⅢC期、あるいはⅢA期でも手術困難の場合、**化学放射線療法が基本**です（図2-6-1 ⑤）。近年、**化学放射線療法後にICIのデュルバルマブを地固め療法**として行うことで、長期生存が期待できることが報告されています[2]。Ⅱ期、Ⅲ期では、術前・術後に分子標的薬やICIを追加する有用性が報告されています[3-5]。

Ⅳ期（ⅣA期、ⅣB期）

　遠隔転移・悪性胸水があるような状態で、**手術しても根治は望めません**。**基本的に手術・放射線治療は適応外で、治療は化学療法**となります（図2-6-1 ⑥）。肺に対する根治照射は行いませんが、**気管支狭窄・脳転移・骨**

転移に対して**緩和照射**を行うことはあります（図 2-6-1 ⑥）。

SCLC ではステージという方式をとりません。限局型小細胞肺がん（LD-SCLC）と**進展型小細胞肺がん**（ED-SCLC）に分けて考えます。

限局型小細胞肺がん（LD-SCLC）

病変が**同側縦隔内**に加え、**対側縦隔・対側鎖骨上窩リンパ節**までに限られており、**悪性胸水・心嚢水を有さない**ものです。Ⅰ期・ⅡA 期相当までは「手術＋術後化学療法〔シスプラチン（CDDP）＋エトポシド（ETP） 4 コース〕」を行うのが標準です。手術不能の場合は、**定位照射も検討**されます。それ以外の LD-SCLC では、**化学放射線治療（CDDP ＋ ETP 4 コース、同時併用で 1 日 2 回の加速過分割照射 45Gy あるいは通常照射 60Gy）**を行うのが標準です。

進展型小細胞肺がん（ED-SCLC）

病巣が **LD-SCLC を超えて進展**している場合です。手術の適応はなく、放射線治療も範囲が広すぎるので不可です。**全身の病巣に効く化学療法が主体**になります。近年、「**ICI ＋化学療法**」で**全生存期間の延長**が報告されています [6,7]。

患者の PS が不良のとき

NSCLC の早期では放射線治療単独、Ⅲ〜Ⅳ期ではマイルドな抗がん薬**単剤療法**を行うことが多いです。手術はできないことが多いですが、**体への負担が少ない縮小手術**を行うこともあります。

SCLC は進行が早く、早期から転移しやすい一方で、**抗がん薬への反応性が良い**ため、**PS が不良でも抗がん薬を使用**することがあります。

まとめ

- **NSCLC の治療**は、**全身状態が良い場合、Ⅰ期は手術、Ⅱ期は手術±化学療法、Ⅲ期は化学放射線療法、Ⅳ期は化学療法**が基本である。
- **SCLC の治療**は、**LD-SCLC は化学放射線療法、ED-SCLC は化学療法**が基本である。
- **PS 不良、高齢だと十分な治療ができない**ことが多い。

【参考文献】
1) 日本肺癌学会（編）．肺癌診療ガイドライン 2022 年版．金原出版．2022; 1: 72-85.
2) Antonia SJ, et al. N Engl J Med 2018; 379: 2342-2350.
3) Wu YL, et al. N Engl J Med 2020; 383: 1711-1723.
4) Felip E, et al. Lancet 2021; 398: 1344-1357.
5) Forde PM, et al. N Engl J Med 2022; 386: 1973-1985.
6) Horn L, et al. N Engl J Med 2018; 379:2220-2229.
7) Paz-Ares L, et al. Lancet 2019; 394:1929-1939.

7 手術療法のリアル

▶ YouTube 動画

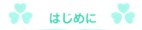
はじめに

　肺がんに対する**手術療法**は、Ⅰ期肺がんでは根治に至る可能性が高い一方で、**Ⅱ期、ⅢA期では化学療法や放射線療法と組み合わせて生存率を高める工夫が必要**です。

手術療法の適応（NSCLC）

　Ⅰ～Ⅲ期（通常ⅢA期）までに手術の適応があります。現在、多くの肺がん手術は**胸腔鏡下手術（video-assisted thoracic surgery；VATS）**で、**術後の疼痛の軽減、入院日数の短縮**につながっています。
　手術は**全身麻酔**で行われ、手術前には**呼吸機能検査**や**循環機能評価（心電図）**をはじめ、**肝臓・腎臓の臓器障害**の有無、**年齢**、**PS** などを総合的に評価して、手術可能かを判断します[1]。肺がんの患者は喫煙者・既喫煙者が多いため、**術前の呼吸訓練が推奨**されています[2]。

Ⅰ～Ⅱ期 NSCLC における外科切除

　早期肺がんに対する定位放射線治療と手術療法の比較をしたメタ解析では、**OS（全生存期間）、がん特異的生存率、無再発率**ともに手術の方が良好であったと報告されています[3]。
　日本における肺がん外科切除 18,973 例をまとめた報告では、**5 年生存率**

は臨床病期ⅠA1・ⅠA2・ⅠA3・ⅠB・ⅡA・ⅡB期でそれぞれ91.6%・81.4%・74.8%・71.5%・60.2%・58.1%でした[4]。

ⅠA1〜ⅠA2期

充実成分最大径／腫瘍最大径比≦0.25の肺野末梢NSCLCに対しては、縮小手術（区域切除または楔状切除）が推奨されます[1]。腫瘍最大径2cm以下のNSCLCでCTにて**すりガラス陰影**（ground glass opacity；GGO）を呈するものは、**病理学的に非浸潤がんである**とされます[5]。

一方で**充実成分最大径／腫瘍最大径比＞0.5**の肺野末梢NSCLCに対しては、**区域切除または肺葉切除**が推奨されています[1]。N0肺がんに対するJCOG0802試験では、区域切除の方が肺葉切除よりもOSが上回ったと報告されています（5年生存率、区域切除94.3%、肺葉切除91.1%）[6]。

ⅠA3〜Ⅱ期

ⅠA3〜Ⅱ期のNSCLCでは**肺葉切除以上を行う**ように推奨されます。**縮小手術では肺葉切除よりも局所再発が3倍**になったと報告されています[7]。

Ⅰ期NSCLCで**肺葉以上の切除が困難な場合**は、縮小手術を行うように提案されています[1]。この群の3年生存率は縮小手術で65%、放射線治療で60%と**縮小手術が有用**でした[8]。

ⅢA期

ⅢA期のNSCLCでは、**N2の有無**によって治療方針が変わってきます。T4N0-1のⅢA期の場合、PS良好例では外科切除は選択肢の一つです。**術前補助化学療法（ネオアジュバント化学療法）**後に手術を行うと有意に切除断端陽性が少なかったとの報告があります（9.3% vs 33.1%、$p < 0.001$）[9]。

一方で**N2症例**の場合、手術単独ではなく複合療法が良い成績であったと報告されています[10]。**N2の臨床診断は困難であり、N2は組織学的に確認**するように推奨されています[1]。

近年、Ⅱ～ⅢA期 NSCLC において**手術前後に ICI や EGFR-TKI を投与**することで、再発率を低下させる報告が相次いでいます。**術前補助化学療法（ネオアジュバント化学療法）でニボルマブ**[11]、また**術後補助化学療法（アジュバント化学療法）で PD-L1 陽性例に対してアテゾリズマブ**[12]、***EGFR* 変異陽性例に対してオシメルチニブ**[13] を投与することで、有意に再発率が低下しています。

ネオアジュバント化学療法（NAC）
手術の前の補助療法という意味です。抗がん薬治療によってがん病巣の縮小、ダウンステージが期待される一方で、効果がない場合はがんが大きくなったり手術不能になったりするリスクがあります。

アジュバント化学療法（AC）
がんを手術で切除した後に、**再発を防止する目的**で行われる抗がん薬治療のことです。

すりガラス陰影（GGO）
胸部 CT で**背景の血管が識別できる程度の淡く白く見える陰影**のことです。

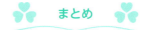

- **手術療法**は、全身状態良好な**早期肺がん（NSCLC）では治療の第一選択**に挙がる。
- **2cm 以下で GGO 成分の多い**肺野末梢 NSCLC では、**縮小手術**でも成績が良い。
- **ⅠA1～ⅠA2 期**の N0 の NSCLC では**区域切除**の成績が良い。
- **ⅠA3～Ⅱ期**の NSCLC は**肺葉切除以上**を行う。
- **ⅢA 期で N0～N1 は外科切除**が選択肢である一方、**N2 では複合療法**を行う。
- **Ⅱ～ⅢA 期**の NSCLC では**術前、術後の ICI や EGFR-TKI 投与で再発率低下**が報告されている。

【参考文献】

1）日本肺癌学会（編）. 肺癌診療ガイドライン2022年版. 金原出版. 2022; 1: 72-85.
2）Lai Y, *et al. Interact Cardiovasc Thorac Surg* 2017; 25:476-483.
3）Cao C, *et al. J Thorac Cardiovasc Surg* 2019; 157:362-373. E8.
4）Okami J, *et al. J Thorac Surg* 2019; 14:212-222.
5）Suzuki K, *et al. J Thorac Surg* 2011; 6:751-756.
6）Saji H, *et al. Lancet* 2022; 399:1607-1617.
7）Ginsberg RJ, *et al. Ann Thorac Surg* 1995; 60:615-622.
8）Hsie M, *et al. J Thorac Oncol* 2009; 4:69-73.
9）Towe CW, *et al. Ann Thorac Surg* 2021; 111:448-455.
10）Cheng YF, *et al. J Natl Compr Canc Netw* 2020; 18:143-150.
11）Forde PM, *et al. N Engl J Med* 2022; 386:1973-1985.
12）Felip E, *et al. Lancet* 2021; 398:1344-1357.
13）Tsuboi M, *et al. N Engl J Med* 2023; 389:137-147.

8 放射線治療のリアル

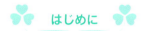

放射線治療は肺がん治療で重要な役割を果たしています。「切らない・痛くない」放射線治療について学習しましょう。

放射線の種類

放射線は、**光の性質を持った電磁放射線（γ線、X線）**と**粒子の性質を持った粒子放射線（α線、β線、電子線、陽子線、重粒子線、中性子線）**に分けられます[1]。医療者は**被曝**を防ぐため、鉛の入った**放射線防護衣（プロテクター）**を用います。

放射線の人体への影響

確定的影響は、閾（しきい）線量までは影響がなく、それを超えると影響が出てくるもので、**脱毛・白内障・皮膚障害**などが該当します。一方、**確率的影響**はわずかな線量でも影響するというもので、**がん・白血病・遺伝性影響**などになります（図 2-8-1）[2]。

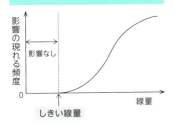
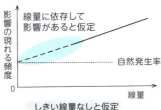

図 2-8-1　人体への影響（確定的影響と確率的影響）
(環境省．放射線による健康影響等に関する統一的な基礎資料 平成 29 年度版)

　放射線の電離作用で DNA に傷がつくと、DNA 修復酵素によって DNA の修復が起こります。修復が成功すると障害になりませんが、**不完全な修復だと突然変異**を起こすことがあります。**突然変異が重なってがん化**することになります。**修復が失敗すると細胞死／細胞変性**が起こります（図 2-8-2）[3]。

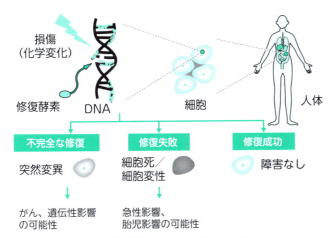

図 2-8-2　人体影響の発生機構（DNA →細胞→人体）
(環境省．放射線による健康影響等に関する統一的な基礎資料 平成 29 年度版)

放射線感受性は臓器・組織によって異なっています。一般的に**分裂が盛ん
な臓器（骨髄やリンパ節など）は感受性が高く**、分裂をしない血管・神経な
どは感受性が低いです（**図 2-8-3**）[4]。

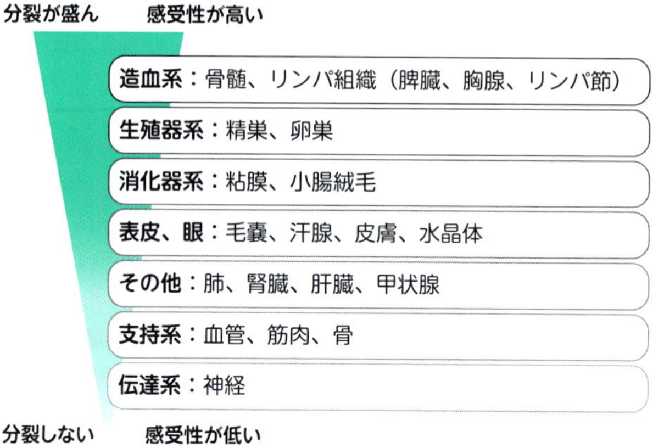

分裂が盛ん　　感受性が高い

造血系：骨髄、リンパ組織（脾臓、胸腺、リンパ節）
生殖器系：精巣、卵巣
消化器系：粘膜、小腸絨毛
表皮、眼：毛嚢、汗腺、皮膚、水晶体
その他：肺、腎臓、肝臓、甲状腺
支持系：血管、筋肉、骨
伝達系：神経

分裂しない　　感受性が低い

図 2-8-3　人体影響の発生機構　（臓器・組織の放射線感受性）
（環境省. 放射線による健康影響等に関する統一的な基礎資料 平成 29 年度版）

放射線治療の根拠

　放射線は DNA を傷つけます。これはがん細胞だけでなく、正常な細胞に
も当てはまります。**正常細胞は傷の修復力が高いのに対し、がん細胞は回復
力が遅いので、回復を待たずに繰り返し照射を行うことで修復不可能となり
死滅します**。この**「回復力の差」**が放射線治療を行う根拠です。また、放射
線治療で**活性酸素**が発生し、**がん細胞の DNA を損傷**します。

放射線治療の目的

　放射線治療の目的は、以下のとおりです。

①できる限り、照射した部位のがんを死滅させる。
②一方で、周りの正常な組織は保護する。

根治照射の場合、①も②も考慮するので **1 回線量は少なく、回数を増や
して**照射します。標準線量は 2Gy × 30 回＝ 60Gy です。

　緩和照射の場合、①を重視し、②の特に**長期的な副作用は無視**して、**1 回
線量多め、回数少なめ**に計画を立てます。

照射計画の進歩

　以前は前後方向のみで**正常組織への被曝が問題**でしたが、CT 技術の進歩
により、きめ細やかな照射ができるようになりました。特に**下肺野の肺がん**
では呼吸に伴いがんが移動するので、**呼吸性変動も考慮した照射計画**になっ
ています。

- **体幹部定位放射線治療**（stereotactic body radiation therapy；
  SBRT）。体幹部に限局した比較的小さな腫瘍に対して、**多方向から放射
  線をピンポイントに照射**します。
- **強度変調放射線治療**（intensity modulated radiation therapy；
  IMRT）。多方向から放射線の当たる量（強度）を変化させながら照射する
  ことで、**最適な放射線の線量分布**を達成することが可能となる照射方法で
  す。

放射線治療の実際

①放射線治療の適応と考えたら、**放射線治療医に相談**します。NSCLC の場
　合、**Ⅰ～Ⅲ期が放射線根治照射の適応**と判断します。最終的には相談の上、
　照射を決定します。
②放射線治療専用の CT で**「位置決め」**を行います。位置決めを行った後、
　毎回同じ位置になるように、体の前面・側面にマジックなどで**マーキング**
　を行います。**固定具**を作成することもあります。
③**図** 2-8-4 のような**線量分布図**を作成し、治療計画を立てます。照射方向
　を斜めにして、**脊髄や食道にできるだけ放射線が当たらないように**計画し
　ます。線量分布図を見ることで照射方向や線量による有害事象の予測、含
　まれる正常組織の種類や線量が推定できます。

第 2 章　肺がん治療のリアル

⑧　放射線治療のリアル

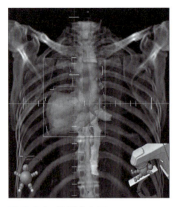
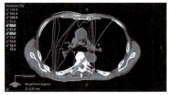
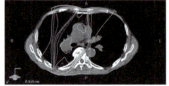

図 2-8-4　線量分布図

放射線肺臓炎

- **40Gy（グレイ）以上**を照射された部位は、高い頻度で**照射終了直後〜数か月後**に「**放射線肺臓炎**」を起こします[5]。
- 通常、**照射野に一致**して見られ、**症状がないこともしばしば**です。咳程度のこともありますが、時に**発熱、息苦しさ**などの症状で重症化することがあります（**2〜8％程度**）。稀に、放射線肺臓炎が原因で**死亡**する患者さんもいます（**1〜3％程度**）。

■　放射線肺臓炎のメカニズム

　放射線によって、細胞の DNA に傷がつきます（図 2-8-5 A）。すると、**炎症性サイトカイン**が出て、細胞に炎症が起こります（図 2-8-5 B）。しばらくして炎症が落ち着いた後、**線維化**が起こります（図 2-8-5 C）[6]。

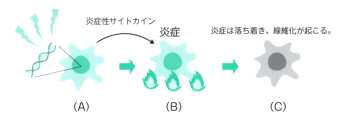

図 2-8-5　放射線肺臓炎のメカニズム

■ 放射線肺臓炎のリスク

放射線肺臓炎の**ハイリスク**は、**高齢者・慢性の呼吸器疾患（COPD、間質性肺炎など）・喫煙歴がある**、などです。

放射線肺臓炎のリスクを下げるために、照射計画時の**用量線量ヒストグラム（dose volume histogram；DVH）**で**V20（20Gy 以上照射される正常肺の体積）**が**35％以下**になるように計画することが重要です（図 2-8-6）。

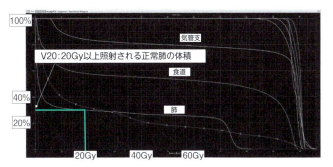

図 2-8-6　DVH（用量線量ヒストグラム）
肺臓炎の発症リスクを下げるために V20 を 35％以下に計画することが推奨されています

■ 放射線肺臓炎のグレード分類

放射線肺臓炎のグレード分類が**有害事象共通用語規準（CTCAE）v5.0 日本語訳 JCOG 版**で公表されています（表 2-8-1）[7]。グレード別の対処は、おおむね以下のようにしています。

- 無症状や軽症の場合には、**経過観察や対症療法のみ**で自然軽快します（Grade 1）。
- **息切れ、咳**などの症状が進行する場合には、**ステロイド剤**（副腎皮質ホルモン剤）を使用します（Grade 2 以上）。
- **重症例**や進行した症例では、**酸素投与**など呼吸不全に対する治療が必要になることもあります（Grade 3 以上）。

表 2-8-1 放射線肺臓炎の重症度グレード

CTCAE v5.0	肺臓炎
Grade 1	症状がない；臨床所見または検査所見のみ；治療を要さない
Grade 2	症状がある；内科的治療を要する；身の回り以外の日常生活動作の制限
Grade 3	高度の症状；身の回りの日常生活動作の制限；酸素投与を要する
Grade 4	生命を脅かす；緊急処置を要する（例：気管切開や気管内挿管）
Grade 5	死亡

（日本臨床腫瘍研究グループ（JCOG）．有害事象共通用語規準 v5.0 日本語訳 JCOG 版）

放射線食道炎

縦隔リンパ節に放射線照射すると**食道**が照射範囲に含まれ、**放射線食道炎**を起こすことがあります。

胸やけ・食べ物が喉につかえるなどの症状で、**放射線治療開始後 2 週間頃から治療終了後 2 週間くらい**に現れます。

対処方法としては、症状が現れる前から**できるだけ食道粘膜を刺激しない**ような食事（**熱いもの、辛いもの、硬いものは避ける**）、また歯磨きは**柔らかい歯ブラシ**でやさしく磨くようにし、**口腔内は清潔に保つ**ように指導します。食道炎がひどいようなら、**食道の粘膜を保護するような薬**（アルロイド®G、ハチアズレ®など）や、炎症を抑える目的で**内服ステロイド**を処方することもあります。

放射線皮膚炎

放射線により、**表皮の有棘層、基底層が障害される**ことで起こります。**放射線治療開始後 20Gy 程度から発症**し、線量増加に伴って増悪します。

最初は皮膚が**発赤**して発症し、線量増加と共に**乾燥・落屑・水ぶくれ**を起こします。特に皮膚がこすれることで皮膚症状が悪化しやすい傾向にあります。さらに重症になると**皮膚潰瘍や壊死**が生じることもあります[8]。

放射線皮膚炎への対処の原則は、**「保清・保湿・保護」**です。放射線治療

開始後は、照射部位に対しての**刺激（物理的刺激、化学的刺激など）を避け、清潔を保つ**ようにします。

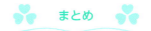

まとめ

- **放射線治療**は、**正常細胞とがん細胞の回復力の差**によって治療効果を発揮する。
- できるだけ**正常組織に放射線が照射されないように**、SBRT・IMRTといった照射技術が進歩している。
- **根治照射では 2Gy × 30 回＝ 60Gy が基本**である。
- **放射線肺臓炎、放射線食道炎、放射線皮膚炎**に対しては、**早期からのモニタリングで早期発見**を心がける。

【参考文献】
1) 国立がん研究センター．がん情報サービス：放射線治療の種類と方法．
2) 環境省ホームページ．放射線による健康影響（確定的影響と確率的影響）．
3) 環境省ホームページ．放射線による健康影響（人体影響の発生機構）．
4) 環境省ホームページ．放射線による健康影響（臓器・組織の放射線感受性）．
5) 日本肺癌学会．患者さんのための肺がんハンドブック 2019 年版．金原出版．2019. Q38.
6) 辻野佳世子．肺癌 2019; 59:333-341.
7) 有害事象共通用語規準 v5.0 日本語訳 JCOG 版．
8) 宮脇大輔、他．WOC Nursing 2018; 6:88-89.

9 緩和ケアのリアル

▶ YouTube 動画

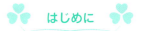
はじめに

　緩和ケア＝終末期医療ではありません。患者の苦痛全般（身体的・精神的・社会的）に対して症状を和らげるのが緩和ケアであり、がんと診断された時点から始まります。

緩和ケアの定義

　緩和ケアは**生命を脅かす病**に関連する問題に直面している患者とその家族の**クオリティ・オブ・ライフ（QOL；生活の質）**を、痛みやその他の身体的・心理社会的・スピリチュアルな問題を早期に見出し、的確に評価を行い対応することで、**苦痛を予防し和らげることを通して向上させるアプローチ**です[1]。**早期からの緩和ケア**が重要です。

痛みの種類

　緩和ケアと聞いて、まず思い浮かべるのが痛みです。痛みの種類は**表2-9-1**のように分類されます[2]。

表 2-9-1　痛みの種類

侵害受容性疼痛	体性痛	うずくような・鋭い・拍動するような痛み。皮膚・骨・関節・筋肉などに由来。局在明瞭な持続痛が体動に伴って悪化します。鎮痛薬（NSAIDs、オピオイド）が奏効します。
	内臓痛	深くしぼられるような・押されるような痛み。食道・小腸・大腸・肝臓・腎臓などに由来。局在は不明瞭で鎮痛薬が有効ですが、消化管通過障害による痛みには効果は限定的です。
神経障害性疼痛		該当神経領域のしびれ感を伴う痛み、電気が走るようなどと表現されます。末梢神経・脊髄神経・視床・大脳などに由来。鎮痛薬の効果は限定的で、鎮痛補助薬を併用します。

痛みの程度の表現方法

　痛みは主観的なもので、血液検査や画像では程度が判断できません。 痛みの症状を**できるだけ客観的に判断**するために、下記ツールを使います（表 2-9-2）[2]。

表 2-9-2　痛みの程度の表現方法

NRS（numerical rating scale）	痛みを 0（全く痛みなし）～ 10（これ以上ない痛み）の 11 段階の数字で表現
VAS（visual analogue scale）	長さ 10cm の黒線（左端が「痛みなし」、右端が「想像できる最大の痛み」）を患者に見せて、現在の痛みがどの程度かを指し示す視覚的なスケール
FRS（face rating scale）	顔の表情の似顔絵（笑顔、しかめ面、泣き顔など）で痛みを表現

痛みのパターンと対処法

　痛みのパターンと対処法は、表 2-9-3 のとおりです[2]。

表 2-9-3 痛みのパターンと対処法

持続痛	1日のうち12時間以上持続する痛み。定期的に投与する鎮痛薬で対処。
突出痛	定期的に投与されている鎮痛薬で持続痛が良好にコントロールされているときに生じる痛み。短時間で悪化し、自然消失する一過性の痛みを指す。症状に応じた即効性の鎮痛薬（レスキュー薬）の頓用で対処。

WHO除痛ラダーと鎮痛薬使用の4原則

WHO除痛ラダーは、**軽度の痛みにはNSAIDsを使用し、中等度の痛みには弱オピオイド、強い痛みには強オピオイドを併用する**というものです（図2-9-1）。

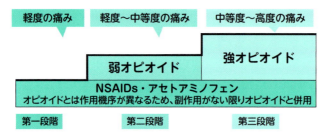

図 2-9-1　WHO方式3段階除痛ラダー
鎮痛補助薬・放射線治療・神経ブロックは適応があればどの段階でも開始する。
（WHOがん疼痛治療ガイドライン2018年改訂版を参考に筆者作成）

2018年に「WHOがん疼痛治療ガイドライン」が改訂され、**WHO方式3段階除痛（鎮痛）ラダーは本文から削除されましたが**、実臨床では参考になる考え方です[3]。**実際にはNSAIDsの効果がなければ、次は強オピオイドを追加することが多いです**。鎮痛薬使用の4原則[3]は、表2-9-4のとおりです。

表 2-9-4 鎮痛薬使用の4原則

経口的に（by mouth）
時刻を決めて規則正しく（by the clock）
患者ごとの個別的な量で（for the individual）
その上で細かい配慮を（with attention to detail）

（WHOがん疼痛治療ガイドライン2018年改訂版）

NSAIDs（非ステロイド性抗炎症薬）・アセトアミノフェン

NSAIDsはアラキドン酸から**プロスタグランジン**を合成する**シクロオキシゲナーゼ（COX）を阻害**することで、**炎症性物質の生成を抑えます**（図2-9-2）[2]。

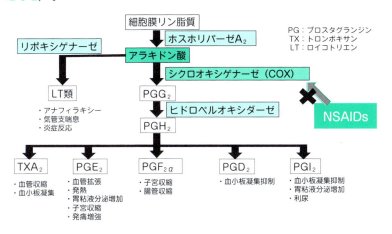

図 2-9-2 NSAIDsの作用点
（日本緩和医療学会ガイドライン統括委員会．がん疼痛の薬物療法に関するガイドライン2020年版．金原出版．2020．p83を参考に筆者作成〔一部筆者追記〕）

COXにはCOX-1とCOX-2があり、**COX-1は血小板・消化管・腎臓などに常時発現**しており、臓器の恒常性維持に必要です。**COX-2は炎症などで誘導**され、炎症を促進するPGE_2などを合成します。**痛み（炎症）を抑えるにはCOX-2を阻害しCOX-1を阻害しない**ことが望まれます。主な副作用は、**胃腸障害、腎障害、NSAIDs過敏症（アスピリン喘息）**などです。

一方、**アセトアミノフェンは鎮痛・解熱作用**を有しており、NSAIDsと同様にCOXを阻害しますが、**鎮痛作用は弱く抗炎症作用はほとんどありません**。そのため、**アセトアミノフェンはNSAIDsには分類されていません**。アセトアミノフェンの副作用はNSAIDsと異なり、**胃腸障害、腎障害は軽度**ですが、**肝障害に注意が必要**です[4]。

オピオイド

　オピオイド（opioid）とは、**麻薬性鎮痛薬**やその**関連合成鎮痛薬**などの**アルカロイド**および**モルヒネ様活性**を有する**内因性または合成ペプチド類**の総称です[4]。主に**脳内のμオピオイド受容体**を介して、鎮痛効果を発揮します。**上行性痛覚伝達の抑制**（末梢から脳への痛みの伝達を抑える）、**下行性抑制系の賦活化**（脳から末梢への痛みの伝達を抑える）、**情動制御**（感情を落ち着かせる）、その他、**呼吸抑制・鎮咳効果・催吐作用・消化管運動抑制・多幸感**などを生じます。オピオイドの副作用としては、**吐き気・便秘・眠気**に特に注意が必要です。吐き気止めは投与開始後 2 週間ほど併用、緩下剤はずっと併用します。大量に投与した場合、呼吸抑制も起こり得ます。

モルヒネ

　モルヒネは一番有名なオピオイドです[4]。新しいオピオイドが使用される頻度が増えていますが、モルヒネには**経口、注射、坐薬**など多くの**剤型**があり、**速効性・持続性**のものもあり、使用する機会も多い薬剤です（**表 2-9-5**）。**M6G（モルヒネ -6- グルクロニド）**は、モルヒネの主な代謝産物です。**腎障害の患者では M6G の蓄積（傾眠・呼吸抑制）に注意が必要**です。

表 2-9-5　主なモルヒネの薬剤名

速効性	オプソ®（内服液）、モルヒネ塩酸塩（錠、末）（経口）、アンペック坐剤®（坐薬）
持続性	MS コンチン®（錠）、MS ツワイスロン®（カプセル）、パシーフ®（カプセル）、モルペス®（細粒）
注射	モルヒネ塩酸塩注射液、アンペック®（注射）

オキシコドン

　モルヒネは**吐き気と腎障害**（M6G による）が問題でした。**オキシコドン**の効果はモルヒネと同等ですが、**モルヒネよりも吐き気が軽く、また腎臓が悪くても使いやすい**です[4]。**鎮痛作用はモルヒネの約 1.5 倍**で、内服のモル

ヒネ 30mg は内服のオキシコドン 20mg に相当します（表 2-9-6）。

表 2-9-6　主なオキシコドンの薬剤名

速効性	オキノーム®散
持続性	オキシコドン錠
注射	オキファスト®（静注、持続皮下注射）

フェンタニル

　フェンタニルは**合成オピオイド**で、**μオピオイド受容体に対する選択性が非常に高いです**[4]。静脈内投与した場合、フェンタニルの**鎮痛作用はモルヒネの約 50 ～ 100 倍**に相当します。**脂溶性が高く**、経皮、静脈内、皮下、硬膜外、くも膜下腔内へ投与することができます（表 2-9-7）。静脈内投与の場合、最大鎮痛効果まで 5 分と短いです。

表 2-9-7　主なフェンタニルの薬剤名

速効性	アブストラル®舌下錠、イーフェン®バッカル
持続性	フェントス®テープ、デュロテップ®MT パッチ、ワンデュロ®パッチ
注射	フェンタニル注射液

ヒドロモルフォン

　ヒドロモルフォンは**半合成オピオイド**で、鎮痛効果はモルヒネ・オキシコドンと同等です[4]。また、経口ヒドロモルフォンの**鎮痛作用はモルヒネの約 5 倍**とされています。代謝が**グルクロン酸抱合**であり、**CYP（シトクロム P450）によって代謝を受ける薬との相互作用はない**とされています。他のオピオイドからの**切り替え時**、**少量のオピオイドから始めたい時**（ヒドロモルフォン徐放製剤の最小量は 2mg）、**内服回数を減らしたい時**（1 日 1 回服用）、**CYP 代謝に関連する他剤服用時**などによく使用されます（表 2-9-8）。

表 2-9-8 主なヒドロモルフォンの薬剤名

経口薬	ナルサス®（持続性）、ナルラピド®（速効性）
注射剤	ナルベイン®

呼吸困難の緩和ケア

呼吸困難は「呼吸時の不快な感覚」と定義されます。なんらかの理由で呼吸を苦しいと感じる、その異常感覚が呼吸困難です。ちなみに、**低酸素でなくても呼吸を苦しいと感じれば「呼吸困難」**です。

呼吸困難を感じる理由としては、下記のようなものがあります[5]。

- がんが気管支を閉塞させることで無気肺になる（含気不足）
- 胸水がたまって肺が圧迫される（肺膨脹不全）
- 気胸で肺がつぶれる（肺膨脹不全）
- がん性リンパ管症（正常なガス交換の障害）
- 肺動脈の血栓（血流障害による酸素化の障害）
- 抗がん薬による貧血進行（末梢への酸素運搬低下）　　　　など

呼吸困難の対処として、まず**呼吸困難の原因を精査**します。原因に対する治療（**がん性リンパ管症・上大静脈症候群・気管支狭窄などにはステロイド、悪性胸水・気胸には胸腔ドレナージ**など）を行います[5]。**低酸素血症があれば酸素を投与**し、なくても呼吸困難を訴える場合は症状軽減のために**モルヒネ・抗不安薬・ステロイド**などを投与します[5]。非薬物療法として、**環境調整（低温、気流）・姿勢の工夫（起座位、患者の好む姿勢）・不安への対応（家族を呼ぶ、十分な説明）・酸素療法中の配慮（におい、乾燥対策）**などに留意します[5]。

しびれの緩和ケア

　しびれは「触っても感覚がにぶい」「冷たさや熱さが感じにくい」「痛みを感じにくい」などの**感覚鈍麻（感覚の低下）**です。「ビリビリする」「針でさされたような感じ」などの**異常感覚**もあります。「手足に力が入りにくい」「動きが悪い」などの**運動麻痺（脱力）**をしびれと表現されることもあります。**抗がん薬で時にしびれが問題になることがあります**[2]。

　ビタミン B12（メチコバール®）、プレガバリン（リリカ®）、牛車腎気丸、ステロイドなどが試みられていますが、効果は不十分なことも多いです。しびれに痛みを伴う場合、**鎮痛補助薬**として表 2-9-9 のような薬剤が試みられています（保険適応外のものあり）。患者自身ができることとして、**血行改善（マッサージ・保温）**を勧めます。感覚鈍麻による**低温やけど**、あるいは**転倒に注意**するように指導します[2]。

表 2-9-9　しびれの鎮痛補助薬の例

抗うつ薬	アミトリプチリン、アモキサピン、ノルトリプチリン、デュロキセチン、パロキセチン、フルボキサミン
抗けいれん薬	プレガバリン、ガバペンチン、バルプロ酸、フェニトイン、クロナゼパム
NMDA 受容体拮抗薬	ケタミン
中枢性筋弛緩薬	バクロフェン
コルチコステロイド	ベタメタゾン、デキサメタゾン
抗不安薬	ジアゼパム
骨修飾薬（BMA）	ゾレドロン酸、デノスマブ
その他	オクトレオチド、ブチルスコポラミン

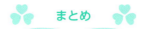

- **緩和ケア**は、がんと診断された時点から開始する。
- 痛みの程度は **NRS**、**VAS** などで、できるだけ**客観的**に把握する。
- 鎮痛薬は、**WHO 除痛ラダー**を参考に鎮痛薬使用の **4 原則**（**経口的に、時刻を決めて規則正しく、患者ごとの個別的な量で、その上で細かい配慮を**）を意識して投与する。
- **NSAIDs** は**胃腸障害・腎障害・アレルギー**に注意する。**アセトアミノフェン**は**肝障害**に注意する。
- **オピオイド**は**吐き気・眠気・便秘**に注意する。
- オピオイドは、**モルヒネ・オキシコドン・フェンタニル・ヒドロモルフォン**が使用可能で、患者の状態で使い分ける。

【参考文献】
1) 大坂 巌，他．Palliative Care Research. 2019; 14:61-66.
2) 日本緩和医療学会（編）．がん疼痛の薬物療法に関するガイドライン 2020 年版．金原出版．2020．
3) WHO がん疼痛治療ガイドライン 2018 年改訂版．
4) Mawatari H, et al. J Palliat Med 2022;25:1095-1114.
5) 日本緩和医療学会ガイドライン統括委員会（編）．進行性疾患患者の呼吸困難の緩和に関する診療ガイドライン 2023 年版．金原出版．2023．

> コラム

▶YouTube動画

肺がんで使用する漢方薬

　体質や、漢方薬との相性によっては、かえって症状が悪化する可能性があります。漢方薬の使用にあたっては、患者の証（体質、体力、抵抗力、症状の現れ方）を考慮して処方を判断します。

①半夏瀉心湯（はんげしゃしんとう）

　ハンゲ、オウゴン、カンキョウ、カンゾウ、タイソウ、ニンジン、オウレンを含みます。

【効能または効果】

　みぞおちがつかえ、ときに悪心、嘔吐があり食欲不振で腹が鳴って軟便または下痢の傾向のあるものの次の症状。

急・慢性胃腸カタル、醗酵性下痢、消化不良、胃下垂、神経性胃炎、胃弱、二日酔い、げっぷ、胸やけ、口内炎、神経症

【使用場面】

　抗がん薬による下痢がひどい時（特にCPT-11、EGFR-TKI、ICI使用時）。抗がん薬による下痢には通常ロペラミドなどで対応しますが、効果が不十分なことも多く、半夏瀉心湯を併用することがあります。その他、下記のような症状に使用することがあります。

吐き気、食欲不振、口内炎

②麦門冬湯（ばくもんどうとう）

　バクモンドウ、コウベイ、ハンゲ、タイソウ、カンゾウ、ニンジンを含みます。

【効能または効果】

痰の切れにくい咳、気管支炎、気管支ぜんそく

【使用場面】

　肺がんは、基礎疾患に肺気腫・慢性気管支炎など呼吸器疾患があることが多いです。肺がんの治療というよりは、ベースの呼吸器疾患の症状として「**痰が切れにくい咳**」という訴えに用います。

③芍薬甘草湯（しゃくやくかんぞうとう）

カンゾウ、シャクヤクを含みます。

【効能または効果】

急激に起こる筋肉のけいれんを伴う疼痛、筋肉・関節痛、胃痛、腹痛

【使用場面】

抗がん薬の副作用で**しゃっくり**が起こることがあります。特に白金製剤、タキサン系で注意が必要です。しゃっくりは横隔膜（筋肉）のけいれんであり、芍薬甘草湯が奏効する可能性があります。**こむら返り**にも有用です。

④牛車腎気丸（ごしゃじんきがん）

ジオウ、ゴシツ、サンシュユ、サンヤク、シャゼンシ、タクシャ、ブクリョウ、ボタンピ、ケイヒ、ブシ末を含みます。

【効能または効果】

疲れやすくて、四肢が冷えやすく尿量減少または多尿で時に口渇がある次の症状。

下肢痛、腰痛、しびれ、老人のかすみ目、かゆみ、排尿困難、頻尿、むくみ

【使用場面】

抗がん薬で**むくみ**が起こった時、あるいは抗がん薬で**しびれ**が起こった時に使用します。また、**排尿困難**がある時に使用することもあります。

⑤人参養栄湯（にんじんようえいとう）

ジオウ、トウキ、ビャクジュツ、ブクリョウ、ニンジン、ケイヒ、オンジ、シャクヤク、チンピ、オウギ、カンゾウ、ゴミシを含みます。

【効能または効果】

病後の体力低下、疲労倦怠、食欲不振、寝汗、手足の冷え、貧血

【使用場面】

抗がん薬で食欲がない時、あるいは**体がだるい**時に使用します。抗がん薬を使用していなくても、**悪液質で食欲低下**している時に使用することもあります。また、**手足が冷える**時に使用することもあります。

第3章

肺がん化学療法のリアル

1 臨床試験とは

▶YouTube 動画

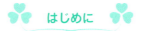
はじめに

臨床試験とは、新しい治療法などに対してその効果や安全性について確認するために行われる試験のことです。臨床試験の中でも、特に厚生労働省から医薬品・医療機器としての承認を得ることを目的として行う試験を**「治験」**といいます。

第Ⅰ相試験

少人数の患者が参加します。**薬の安全性の確認**や、**有効で安全な投与方法を調べる**ため、**徐々に投与量を増やして検討します**[1]。

第Ⅱ相試験

第Ⅰ相試験で有効・安全と判断した投与方法をもとに、第Ⅰ相よりも**多くの患者が参加**し、さらに**薬の安全性と有効性を確認します**[1]。

第Ⅲ相試験

第Ⅱ相試験よりも**多くの患者が参加**します。**新しい薬が従来の標準薬と比較して、安全性や有効性の面で優れているかどうかをランダム化比較試験**

（RCT）で確認します。RCT は新薬群と標準薬群とで**患者さんを無作為（ランダム）に割り付けて**試験を行います（図 3-1-1）[1]。

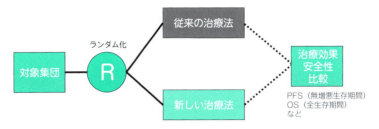

図 3-1-1　第Ⅲ相試験（フェーズ 3）のイメージ（文献 1 を参考に筆者作成）

リアルワールドデータ（承認後のデータ）

臨床試験は持病のない比較的元気な患者を対象に行われることがほとんどです。また、**新薬の効果を試す試験**であり、**介入試験**と呼ばれます。

一方、実臨床（リアルワールド）のがん患者は、高齢の方、臓器障害がある方なども多く、**臨床試験の効果がそのまま期待できるとは限りません**。新薬として承認された後、**リアルワールドでの治療効果のデータ（観察研究）** も実際の治療選択には大変参考になります。

診療ガイドライン

ガイドラインは、**言ってみれば重要な臨床試験を集めたものです。RCT のエビデンスレベルが高いのですが、希少がんの場合は RCT の実施が困難**であり、**単群の前向き試験（第Ⅱ相試験）** や**観察研究**が採用されることもあります。

ガイドラインは**多くの患者の治療の指標になることを目標に作成**されていますが、**すべての患者に当てはめることはできません**。実臨床では、**ガイドラインを十分理解した上で**、さらに目の前の患者に合った治療方針を**患者・家族と相談しながら決定**していく姿勢が求められます。

確実性の高い治療法がある場合には、**説明と同意（informed consent；IC）** をしっかりと行います。一方、どの治療法がよいのかわか

らない場合は、患者と現在のエビデンスを共有して**一緒に治療方針を決定し
ていく共有意思決定支援**(shared decision making; SDM)が重要になっ
てきます。

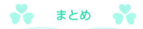

- 新しい治療法の有効性・安全性を確認するのが臨床試験。
- 第Ⅰ相試験では、**段階的に投与量を増やし、薬の安全性の確認、有効で安全な投与方法**を検討する。
- 第Ⅱ相試験では、**有効で安全と判断した投与方法**を用い、**薬の安全性と有効性を確認**する。
- 第Ⅲ相試験では、**より多くの患者**で、新しい治療法が今までの標準治療よりも**安全性や有効性**の面で優れているかどうかを **RCT で確認**する。
- **実臨床**では、ガイドラインを参考にしつつも**リアルワールドデータも考慮**する。

【参考文献】
1) 国立がん研究センター. がん情報サービス：研究段階の医療（臨床試験, 治験など）詳細情報.

2 シスプラチン・カルボプラチン

▶ YouTube 動画

はじめに

進行 NSCLC の最初の化学療法（1 次治療）では、**プラチナ製剤併用療法（プラチナダブレット）**が行われることが多いです。いわゆるプラチナ製剤には、**シスプラチン（CDDP）**と**カルボプラチン（CBDCA）**があります。

プラチナ製剤とは

細胞増殖に必要な **DNA** に**結合**することで、**DNA 複製阻害やがん細胞の自滅を誘導**し、抗腫瘍効果をあらわす薬です。CDDP・CBDCA は薬剤の構造の中に**白金（プラチナ；Pt）**を持つため、**「プラチナ製剤」**と呼ばれます。

ECOG1594 試験

CDDP ＋パクリタキセルを CDDP+ ゲムシタビン・CDDP+ ドセタキセル・CBDCA+ パクリタキセルと比較した ECOG1594 試験では、4 つのレジメン間で OS に有意な差を認めませんでした[1]。言い換えれば、**プラチナ製剤＋第 3 世代抗がん薬はどれを使っても成績に大差ないため**、分子標的薬、免疫チェックポイント阻害薬が承認されるまでは、**プラチナ製剤＋第 3 世代抗がん薬が進行 NSCLC の 1 次治療の標準**となっていました。

CDDP の用法用量・主な副作用

CDDP は通常、1 次治療で第 3 世代抗がん薬と併用し、day1 or day8 に 60-80mg/m^2 を点滴静注し、3 〜 5 週毎に投与を繰り返します [2]。

CDDP の主な副作用は、**骨髄抑制（白血球減少、ヘモグロビン減少、血小板減少）、悪心・嘔吐、食欲不振、倦怠感、急性腎障害、発疹、脱毛、肝機能障害、聴力低下**などで、**間質性肺疾患（ILD）は起こしにくい（＜ 0.1%）**です [3]。

CDDP は多くの臨床試験で使われますが、下記が特に問題になります。

- **吐き気・嘔吐**：強力な制吐薬でも厳しい。
- **腎毒性**：予防のために**大量の輸液**が必要。

CBDCA の用法用量・主な副作用

CBDCA は通常、1 次治療で第 3 世代抗がん薬と併用し、day1 に AUC＝ 5-6 を点滴静注し、3 週毎に投与を繰り返します [2]。

CBDCA の主な副作用は、**骨髄抑制（白血球減少、ヘモグロビン減少、血小板減少）、悪心・嘔吐、食欲不振、倦怠感、発疹、脱毛、肝機能障害**などで、**ILD は起こしにくい（0.1%）**です [4]。CBDCA は CDDP よりも**吐き気・嘔吐は軽度**で、**輸液も少量**でよく、高齢者にも使用しやすいですが、**骨髄抑制（特に血小板減少）に注意**が必要です。

CDDP の弱点（大量の輸液）の克服のために

ショートハイドレーション（輸液を工夫することで、従来の半分程度の輸液量でも腎機能が保持される）が行われます。以前は CDDP 投与前後に 3L 以上の輸液を行っていました。しかし、**輸液 2L 程度とマグネシウム製剤**を投与することで**腎保護が図れる**ことがわかってきました [5]。

制吐療法の進歩

以前は、**メトクロプラミド（プリンペラン®）大量療法**くらいしか、制吐薬はありませんでした。現在は、**アプレピタント（イメンド®など）、グラニセトロン、デキサメタゾン**などの併用で、嘔吐・吐き気はかなり抑えられるようになってきました[6]。

CDDP と CBDCA の使い分け（私見）

CDDP はエビデンスも多く、**使用可能な患者には CDDP を選択します**（**70 歳未満の患者、腎機能良好な患者**など）。一方、**CBDCA は CDDP よりも自覚的な副作用が軽いため、高齢者を中心に使用する**ことになります。

AUC (area under the curve；血中濃度曲線下面積)

CBDCA の効果・副作用は、体表面積よりも AUC に相関することが知られており、**投与量 (mg/body) ＝ AUC 目標値 × (GFR ＋ 25)** で計算されます（Calvert の式）[7]。GFR は Cockcroft-Gault 式によるクレアチニン・クリアランスで計算することが多いです。

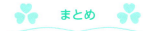

- **肺がんの化学療法**において、**プラチナ製剤（CDDP、CBDCA）は重要な役割**を果たしている。
- **CDDP はエビデンスが多い**が、**腎障害と吐き気対策**が必要である。
- **CBDCA は CDDP よりも副作用が軽く、高齢者**を中心に使用される。特に**血小板減少**に注意が必要である。

【参考文献】

1) Schiller JH, *et al. N Engl J Med* 2002; 346:92-98.
2) 日本肺癌学会（編）．肺癌診療ガイドライン 2022 年版．金原出版．2022;
   1:252-253.
3) シスプラチン 添付文書．
4) カルボプラチン 添付文書．
5) 日本肺癌学会．シスプラチン投与におけるショートハイドレーション法の手
   引き．2015.
6) 日本癌治療学会（編）．制吐薬適正使用ガイドライン改訂第 3 版．金原出版．
   2023.
7) Calvert AH, *et al. J Clin Oncol* 1989; 7: 1748-1756.

3 タキサン系抗がん薬

▶YouTube 動画

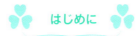
はじめに

タキサン系も NSCLC 治療でよく用いられます。**ドセタキセル・パクリタキセル・パクリタキセル（アルブミン懸濁型）の 3 つ**を「タキサン系」といいます。

第 3 世代抗がん薬とは

殺細胞性抗がん薬には、第 1 〜第 3 世代があります（表 3-3-1）。通常、プラチナ製剤併用化学療法とは、**プラチナ製剤＋第 3 世代**の抗がん薬を指します。

表 3-3-1　肺がんで使用される・使用されていた抗がん薬

第 1 世代	ナイトロジェンマスタード（NMNO）、シクロホスファミド（CPA）、フルオロウラシル（5-FU）、メトトレキサート（MTX）、ブレオマイシン（BLM）、マイトマイシン C（MMC）、ビンクリスチン（VCR）など
第 2 世代	シスプラチン（CDDP）、カルボプラチン（CBDCA）、エトポシド（ETP）、イホスファミド（IFO）、テガフール・ウラシル（UFT）、ビンデシン（VDS）、ドキソルビシン（DXR）など
第 3 世代	イリノテカン（CPT-11）、ビノレルビン（VNR）、ゲムシタビン（GEM）、パクリタキセル（PTX）、ドセタキセル（DOC）、パクリタキセル（アルブミン懸濁型）（nab-PTX）、S-1、アムルビシン（AMR）、ペメトレキセド（PEM）など

タキサン系とは

細胞分裂では**微小管**がばらばらになる（**脱重合**する）必要があります。タキサン系は**微小管の脱重合を阻害**し、**細胞分裂を阻害**します。

ドセタキセル（DOC）

NSCLC の 1 次治療が不応となった場合の 2 次治療で、**DOC 単剤は初めて best supportive care（BSC）よりも生存延長効果を認めました**[1]。その後、**2 次治療の標準薬として DOC 単剤**が用いられるようになりました。

通常、成人には 2 次治療で day1 に $60mg/m^2$ を点滴静注し、3 週毎に投与を繰り返します[2]。

DOC の主な副作用は、**骨髄抑制、食欲不振、脱毛、全身倦怠感、悪心・嘔吐、下痢、口内炎、皮疹、しびれ感、肝機能障害、腎機能障害、発熱、浮腫**などで、**ILD は起こしにくい（0.4%）**です[3]。

パクリタキセル（PTX）

CBDCA ＋ PTX が定番です。**アレルギー予防のため、ヒスタミン H_1 受容体拮抗薬、ヒスタミン H_2 受容体拮抗薬の投与が必要**です。また、**無水アルコールを含んでおり、アルコールアレルギーの患者には使用できません。**

通常、成人には day1 に PTX $200mg/m^2$、CBDCA（AUC ＝ 6）を点滴静注し、3 週毎に投与を繰り返します[2]。

PTX の主な副作用は、**骨髄抑制、末梢神経障害、悪心・嘔吐、脱毛、関節痛、筋肉痛、発疹、下痢、食欲不振、口内炎、便秘、発熱、肝機能障害**などで、**ILD は起こしにくい（0.5%）**です[4]。

パクリタキセル（アルブミン懸濁型）（nab-PTX）（アブラキサン®）

PTX にアルブミンを結合させた薬剤です。従来の PTX と比べ**添加物による過敏症を抑え、点滴時間を短縮**することが可能になりました。PTX と比べ、**末梢神経障害が軽度**です。NSCLC、特に扁平上皮がんの治療薬として頻用されています。

通常、成人には CBDCA（AUC = 6）を day1 に、nab-PTX 100mg/m^2 を day1、day8、day15 に点滴静注し、3 週毎に投与を繰り返します[2]。

nab-PTX の主な副作用は、**骨髄抑制、末梢神経障害、発疹、脱毛、倦怠感、悪心、下痢、食欲不振、肝機能障害、爪の異常、口内炎、発熱、浮腫**などで、**ILD は起こしにくい（1.6％）**です[5]。

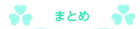
まとめ

- **タキサン系**は、**微小管の脱重合を阻害**して効果を発揮する。
- **DOC** は、**NSCLC の標準的 2 次治療薬**の 1 つである。
- **PTX** のアレルギー対策で**アルブミンを結合させた nab-PTX** は、**末梢神経障害が軽く**、NSCLC で頻用されている。

【参考文献】
1) Shepherd FA, et al. J Clin Oncol 2000: 18; 2095-2103.
2) 日本肺癌学会（編）. 肺癌診療ガイドライン 2022 年版. 金原出版. 2022; 1: 251-256.
3) DOC 添付文書.
4) PTX 添付文書.
5) nab-PTX 添付文書.

4 ペメトレキセド・S-1・トラスツズマブ デルクステカン

▶YouTube 動画
① PEM
② S-1
③ エンハーツ®

① ② ③

はじめに

NSCLC でよく使用される殺細胞性抗がん薬として、**ペメトレキセド**と **S-1（テガフール・ギメラシル・オテラシル）** を取り上げます。また、**トラスツズマブ　デルクステカン（エンハーツ®）** が 2023 年 8 月に承認されましたので解説します。

ペメトレキセド（PEM）

PEM の作用機序は DNA 合成に必要な**葉酸代謝酵素を阻害**し、細胞増殖を抑えることです。DNA は**プリン塩基、ピリミジン塩基**に分かれますが、塩基は葉酸が体内で代謝されてできる**テトラヒドロ葉酸**で生成されます。テトラヒドロ葉酸は、**ジヒドロ葉酸還元酵素（DHFR）** で作られます。**PEM は葉酸代謝酵素の DHFR を阻害**することで DNA 複製を阻害します。

■ PARAMOUNT 試験

進行非扁平上皮 NSCLC に対して **CDDP ＋ PEM を 4 クール**行いました。その後、PD 以外の症例を **PEM 単剤維持療法の群** vs プラセボ群に割り付け、**PFS・OS** を比較しました。割り付け後の OS は PEM 群で 13.9 か月、プラセボ群で 11.0 か月と、**PEM 群で有意に延長**しました。**PEM 単剤の維持療法**が有用と検証されました[1]。

■ JMDB 試験

進行 NSCLC に対する 1 次治療で、CDDP ＋ PEM（PC 群）を CDDP ＋ GEM（GC 群）と比較した試験です。非扁平上皮がんに対しては PC 群が GC 群よりも OS を延長したのに対し、扁平上皮がんに対しては逆に GC 群が良好でした[2]。

■ JMEI 試験

既治療 NSCLC に対する 2 次治療で、PEM の DOC に対する非劣性を検討した試験です。その時点で 2 次治療の標準であった DOC に対して PFS・OS で同等の成績を示し、毒性は軽度でした[3]。

PEM の用法用量・主な副作用

通常、成人には day1 に CDDP 75mg/m^2 あるいは CBDCA（AUC ＝ 6）と PEM 500mg/m^2 を点滴静注し、3 週毎に繰り返します[4]。吐き気などは比較的軽度ですが、葉酸代謝拮抗ということで体に必要な葉酸やビタミン B12（Vit B12）が過度に欠乏する懸念があります。したがって、PEM 投与時には葉酸・Vit B12 を必ず補給する必要があります。また長期間投与していくうちに腎機能が悪化することがあります。

PEM の主な副作用は、骨髄抑制、悪心・嘔吐、食欲不振、発疹、倦怠感、発熱、肝機能障害、口内炎などで、ILD（3.6％）には注意が必要です[5]。

テガフール・ギメラシル・オテラシル（S-1）

有効成分はテガフールです。テガフールは体内で 5-FU に変換され、DNA 合成阻害により抗腫瘍効果を発揮します。ギメラシルは、体内 5-FU 濃度を高値に持続させます。オテラシルは主に消化管において消化管毒性を軽減します。内服薬であり、外来で投与しやすいです。

■ LETS 試験

ⅢB/Ⅳ期 NSCLC に対する 1 次試験で、CBDCA ＋ PTX に対する CBDCA ＋ S-1 の OS の非劣性を検証した試験です。HR 0.928（95％ CI

0.73-1.179) と非劣性が検証されました [6]。

S-1 の用法用量・主な副作用

通常、成人には CDDP 60mg/m^2、day8 点滴静注と S-1 40mg/m^2、1日2回、day1-21 を 4〜5 週毎、あるいは CBDCA（AUC＝5）、day1 点滴静注と S-1 40mg/m^2、1日2回、day1-14 を 3 週毎に繰り返します [4]。

S-1 の主な副作用は、**骨髄抑制、肝機能障害、悪心・嘔吐、食欲不振、下痢、口内炎、味覚異常、発疹、全身倦怠感**などで、**ILD は起こしにくい (0.3%)** です [7]。

トラスツズマブ デルクステカン（T-DXd）（エンハーツ®）

抗体薬物複合体（ADC）です。**トラスツズマブ**ががん細胞表面の **HER2 蛋白質**に結合して、がん細胞の**小器官内**に取り込まれます。がん細胞の小器官内で遊離した**トポイソメラーゼⅠ阻害**作用を有する**カンプトテシン誘導体（デルクステカン）**ががん細胞を攻撃します。また、遊離した化学療法剤が**周りのがん細胞にも作用**する効果が期待されます。対象は *HER2* 遺伝子変異陽性で NSCLC の 2〜4%と推定されます。

■ DESTINY-Lung02 試験
がん化学療法後に増悪した *HER2（ERBB2）* 遺伝子変異陽性の切除不能な**進行・再発の NSCLC** に対する、エンハーツ®の有効性を見た**第Ⅱ相試験**です。**奏効率**は 5.4mg/kg 群で **49.0% (95% CI、39.0-59.1)** でした [8]。

T-DXd の用法用量・主な副作用

通常、成人には2次治療以降で T-Dxd 5.4mg/kg を day1 に点滴静注し、3週毎に繰り返します [9]。

T-Dxd の主な副作用は、**骨髄抑制、脱毛、悪心・嘔吐、疲労、食欲減退、下痢、便秘、口内炎、肝機能障害**などで、**ILD は 10.2%と頻度が高く**、投与にあたっ

ては**呼吸器内科との連携が必須**です[9]。

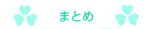

- PEMは**非扁平上皮NSCLCで有効**。維持療法が可能だが、**葉酸・Vit B12の補給**、および**腎障害**に注意。
- S-1は**PTXに対して非劣性**。**内服薬で**ILDも起こしにくい。
- T-DXdはADCであり、*HER2*遺伝子変異陽性のNSCLCの2次治療に有効だが、ILDには特には注意を要する。

【参考文献】
1) Paz-Ares LG, et al. *J Clin Oncol* 2013;31:2895-2902.
2) Scagliotti GV, et al. *J Clin Oncol* 2008;26:3543-3551.
3) Hanna N, et al. *J Clin Oncol* 2004;22:1589-1597.
4) 日本肺癌学会（編）．肺癌診療ガイドライン2022年版．金原出版．2022; 1:252-253.
5) PEM添付文書．
6) Okamoto I, et al. *J Clin Oncol* 2010; 28:5240-5246.
7) TS-1® 添付文書．
8) Goto K, et al. *J Clin Oncol* 2023; 41: 4852-4863.
9) T-Dxd添付文書．

5 小細胞肺がんの抗がん薬

▶ YouTube 動画

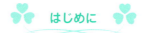 はじめに

SCLC は NSCLC よりも予後不良です。抗がん薬も限られています。

進行小細胞肺がん（ED-SCLC）の1次治療

1次治療では「プラチナ製剤＋殺細胞性抗がん薬」を使用します。殺細胞性抗がん薬は、NSCLC とは異なる薬剤が用いられます。**エトポシド（ETP）、イリノテカン（CPT-11）** を使用します。

CDDP ＋ CPT-11（PI 療法）

JCOG9511 試験で、PI 療法は PE（CDDP ＋ ETP）療法よりも OS を有意に延長しました（中央値 12.8 か月 vs 9.4 か月、p ＝ 0.002）[1]。一方で、海外の追試では有意差が認められませんでした。この結果、**国内のガイドラインでは PI 療法が推奨**されています[2]。CDDP が使いにくい患者さんでは、**CBDCA** を使用します。

■ イリノテカン（CPT-11）（トポテシン®）

CPT-11 は、1960 年代に中国原産の植物「**喜樹（きじゅ）**」から発見された成分をもとに、1980 年代に**日本で化学合成**された抗がん薬です。細胞の中にある **DNA の切断と再結合**を行う酵素（**トポイソメラーゼⅠ**）の働きを

抑えることで、がん細胞の増殖を阻害します。

　CDDP+CPT-11 療法では、通常 CDDP 60mg/m^2、day1 と CPT-11 60mg/m^2、day1、day8、day15 の点滴静注を 4 週毎に繰り返します[3]。

　UGT1A1 は肝臓の UDP グルクロン酸転移酵素（uridine diphosphate glucuronosyltransferase；UGT）の分子種の一つであり、**CPT-11 の代謝酵素**です。CPT-11 の活性代謝産物 **SN-38** の代謝が *UGT1A1*28* と *UGT1A1*6*（*UGT1A1* 遺伝子多型）では遅延し、CPT-11 の**重篤な副作用の発現率が高くなる**ことが報告されています[4]。**CPT-11 使用前に** *UGT1A1* **遺伝子多型検査**を行うことが望まれます。

　CPT-11 の主な副作用は、**骨髄抑制、下痢、大腸炎、小腸炎、腸炎、悪心・嘔吐、食欲不振、脱毛、腹痛、肝機能障害、倦怠感、発熱**などで、**ILD（2.4%）には注意**が必要です[5]。**特に下痢に注意**が必要で、下痢対策として**ロペラミド、半夏瀉心湯**などを投与します。

CDDP + ETP（PE 療法）

　現在、**ED-SCLC の世界的な標準治療**と考えられています。CDDP が使いにくい患者さんでは、**CBDCA** を使用します。

■ エトポシド（ETP）（ベプシド[R]など）

　エトポシドは **DNA を切断した後、トポイソメラーゼⅡと複合体を形成し、DNA の再結合を阻害**します。その結果、DNA の複製阻害を引き起こします。また、細胞周期を **G2/M 期で停止**させる作用があります。本剤は、この **G2/M 期と S 期**でよく作用します。

　CDDP+ETP 療法では、通常 CDDP 80mg/m^2、day1 と ETP 100mg/m^2、day1-3 の点滴静注を 3 週毎に繰り返します[3]。CBDCA+ETP 療法では、通常 CBDCA（AUC = 5）、day1 と ETP 80mg/m^2、day1-3 の点滴静注を 3 ～ 4 週毎に繰り返します[3]。

　ETP の主な副作用は、**骨髄抑制、悪心・嘔吐、食欲不振、口内炎、脱毛、倦怠感、肝機能障害**などで、**ILD（頻度不明）には注意**が必要です[6]。

再発小細胞肺がんの2次治療

ED-SCLC は高率に再発します。初回治療終了から再発までが 60 〜 90 日以上の sensitive relapse とそれ以外の refractory relapse に分類されます。**アムルビシン（AMR）**や**ノギテカン（NGT）**が検討されます。

■ アムルビシン（AMR）（カルセド®）

AMR は完全合成された**アントラサイクリン系抗がん薬**です。細胞内の**DNA に結合し DNA や RNA の合成を阻害**することによって、抗腫瘍効果をあらわします。DNA 鎖を延長させる酵素（**DNA ポリメラーゼ**）を阻害したり、**DNA 鎖を切断**したりする作用などによるものです。

通常、成人には AMR $40mg/m^2$ を 3 日間連続で点滴静注し、3 週毎に繰り返します[7]。

AMR の主な副作用は、**骨髄抑制、心電図異常、肝機能障害、腎機能障害、食欲不振、悪心・嘔吐、口内炎、下痢、脱毛、発熱**などで、**ILD（2.2%）には注意**が必要です[8]。

■ ノギテカン（NGT）（ハイカムチン®）

NGT は**カンレンボクの樹皮**から抽出された天然物である**カンプトテシン**の半合成誘導体です。NGT は**トポイソメラーゼⅠを阻害**することで **DNA の複製を阻害**し、がん細胞を死滅させます。

通常、成人には NGT $1.0mg/m^2$ を 5 日間連続で点滴静注し、3 週毎に繰り返します[7]。

NGT の主な副作用は、**骨髄抑制、悪心・嘔吐、食欲不振、肝機能障害、脱毛、発熱、易疲労感、口内炎、下痢、便秘、腹痛**などで、**ILD（頻度不明）には注意**が必要です[9]。

※以上のような抗がん薬に加え、**ED-SCLC に対して ICI を追加することで OS の延長が報告**されています[10, 11]。

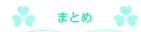

まとめ

- **ED-SCLC の 1 次治療**は、**プラチナ製剤＋ CPT-11**、あるいはプラチナ製剤＋ **ETP**。
- **再発**に対しては、**AMR、NGT** を検討。
- 近年では、**1 次治療に ICI を追加**する治療で OS が延長している。

【参考文献】
1) Noda K, *et al. N Engl J Med* 2002; 346:85-91.
2) 日本肺癌学会（編）．肺癌診療ガイドライン 2022 年版．金原出版．2022; 1: CQ9.
3) 日本肺癌学会（編）．肺癌診療ガイドライン 2022 年版．金原出版．2022; 1: 284.
4) イリノテカン適正使用ガイド．
5) CPT-11 添付文書．
6) ETP 添付文書．
7) 日本肺癌学会（編）．肺癌診療ガイドライン 2022 年版．金原出版．2022; 1: 295.
8) AMR 添付文書．
9) NGT 添付文書．
10) Horn L, *et al. N Engl J Med* 2018; 379:2220-2229.
11) Paz-Ares L, *et al. Lancet* 2019; 394:1929-1939.

6 ニボルマブ（オプジーボ®）

▶ YouTube 動画
① Nivo 単剤
② 術前 Nivo

はじめに

免疫チェックポイント阻害薬（ICI） は、がん免疫のブレーキを外すことで **T 細胞にがんを攻撃** するように促す、全く新しい作用機序の抗がん薬です。近年、肺がん化学療法の中心を占めつつあります。

がん免疫サイクル

抗がん薬や放射線治療でがんが死滅すると、**がん抗原** が放出されます。この情報は **樹状細胞** に提示されます。樹状細胞は **リンパ節** などで **T 細胞に情報を伝達** し、**T 細胞が活性化** します（**プライミング相**）。プライミング相で重要な役割を果たすのが **CTLA-4** です。**CTLA-4 が働くことでうまくがんの情報が T 細胞に伝わらない** のに対し、**抗 CTLA-4 抗体** を使うことで **結果として T 細胞が活性化** されます。活性化した **細胞障害性 T 細胞（CTL）** は血流に乗り、がん組織近傍で血管外に出て、がん組織でがん細胞を認識します。そして **CTL ががんを攻撃** します（**エフェクター相**）[1]。

ニボルマブ（Nivo）（オプジーボ®）の作用機序

Nivo は抗 PD-1 抗体 です（**図 3-6-1**）[2]。CTL はエフェクター相でがん細胞を攻撃しようとしますが、その際に **がん細胞上に PD-L1 が発現** していると **CTL 上の PD-1 と結合** し、**がん細胞への攻撃が中止** されてしまいます

(A)。Nivo によって **PD-1 と PD-L1 の結合が阻害**されると、**CTL が活性化してがん細胞を攻撃**できるようになります（B）。

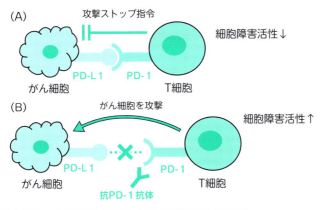

図 3-6-1 ニボルマブの作用点（文献 2 を参考に筆者作成）

Nivo の臨床試験

■ CheckMate 057 試験

進行非扁平上皮がんにおいて、**2 次治療で Nivo と DOC を比較**しました[3]。主要評価項目である OS は Nivo 群で 12.2 か月、DOC 群で 9.4 か月と、**Nivo 群で有意に延長**しました（HR 0.73、95% CI 0.59-0.89、p=0.002）。

■ CheckMate 017 試験

進行扁平上皮がんにおいて、**2 次治療で Nivo と DOC を比較**しました[4]。主要評価項目である OS は Nivo 群で 9.2 か月、DOC 群で 6.0 か月と、**Nivo 群で有意に延長**しました（HR 0.59、95% CI 0.44-0.79、p<0.001）。

■ CheckMate 816 試験

切除可能なⅠB～Ⅲ期 NSCLC において、**術前補助化学療法を Nivo ＋化学療法あるいは化学療法で施行**し、**手術後のイベント（手術前の PD〔進行〕、手術後の再発、死亡）フリー期間を比較**しました[5]。イベントフリー生存期間は Nivo 群で 31.6 か月、化学療法群で 20.8 か月と、**Nivo 群で有意に延長**しました（HR 0.63、97.38% CI 0.43-0.91、p=0.005）。特にⅡ・

ⅢA 期の NSCLC では術前補助化学療法に Nivo 併用を検討してよいと考えられます。

Nivo の用法用量・主な副作用

　通常、成人には 1 回 240mg を 2 週間間隔または 1 回 480mg を 4 週間間隔で点滴静注します[6]。

　術前化学療法では他の抗悪性腫瘍剤との併用において、通常、成人には 1 回 360mg を 3 週間間隔で点滴静注します。ただし、投与回数は 3 回までです。

　Nivo をはじめ、ICI はがん細胞によって抑えられていた免疫機能を再び活性化させるため、免疫が働き過ぎることによる副作用があらわれる可能性があります[6]。これが**免疫関連有害事象（immune-related adverse events；irAE)** です。

　irAE の症状のあらわれ方には**個人差**がありますが、**あらかじめ副作用の種類や症状を知っておくこと**は**副作用の早期発見と対処**につながります。irAE については後述します（irAE への対処／→ P.195）。

用語解説

HR（ハザード比）
　イベント（OS なら死亡）の起こりやすさを、全体の平均的な群間差として推定したものです。A 薬治療群の B 薬治療群に対する HR が 0.6 であれば、A 薬の方が 40％イベントを抑える力が強いという意味になります。

95% CI（95%信頼区間）
　HR の精度を示すものが 95% CI であり、狭いほどその精度は高いです。**95% CI が 1 を含まない場合に統計的に有意であると判断**します。

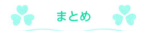

まとめ

- ICI は**がん免疫のブレーキを外す**ことでがん免疫を強化する治療薬であり、肺がん治療で重要な役割を占める。
- Nivo は**抗 PD-1 抗体**であり、進行 NSCLC の 2 次治療において **DOC よりも OS を延長**した（CheckMate 057 試験、CheckMate 017 試験）。
- Ⅱ・ⅢA 期 NSCLC において**術前補助化学療法に Nivo を併用**することで**イベントフリー生存期間を延長**した（CheckMate 816 試験）。

【参考文献】
1) Chen DS, *et al. Immunity* 2013;39:1-10.
2) Wang C, *et al. Cancer Immunol Res* 2014;2:846-856.
3) Borghaei H, *et al. N Engl J Med* 2015; 373:1627-1639.
4) Brahmer J, *et al. N Engl J Med* 2015; 373:123-135.
5) Forde PM, *et al. N Engl J Med* 2022; 386:1973-1985.
6) Nivo 添付文書.

7 ペムブロリズマブ（キイトルーダ®）

▶YouTube動画
① Pemb 単剤
② Pemb 注意点
③ Pemb ＋ケモ

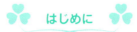

はじめに

Nivo の次に承認されたのが**ペムブロリズマブ（Pemb）（キイトルーダ®）**で、Nivo 同様に**抗 PD-1 抗体**です。

PD-L1 の発現は 22C3 という抗体を用い、**何％のがん細胞が 22C3 で染まるかによって TPS（tumor proportion score）で判定します**[1]。**1％未満、1 〜 49％、50％以上**に分類します。

Pemb 単剤の臨床試験

■ KEYNOTE 024 試験

PD-L1 高発現（TPS ≧ 50％）の進行・再発 NSCLC の 1 次治療における **Pemb とプラチナ製剤併用化学療法の有効性および安全性**を比較しました[2]。主要評価項目である **PFS 中央値**は、Pemb 群 10.3 か月（95％ CI 6.7 〜未到達）、化学療法群 6.0 か月（95％ CI 4.2-6.2）と、**Pemb 群で有意に延長**しました（HR 0.50、95％ CI 0.37-0.68、$p < 0.001$）。

■ KEYNOTE 042 試験

PD-L1 発現（TPS ≧ 1％）の進行・再発 NSCLC の 1 次治療における **Pemb とプラチナ製剤併用化学療法の有効性および安全性**を比較しました[3]。主要評価項目である **TPS ≧ 50％の群の OS 中央値**は Pemb 群 20.0 か月、化学療法群 12.2 か月と、**Pemb 群で有意に延長しました**（HR 0.69、95％ CI 0.56-0.85、$p = 0.0003$）。**TPS ≧ 1％の群の OS 中央値**

は Pemb 群 16.7 か月、化学療法群 12.1 か月と、**Pemb 群で有意に延長し**ました（HR 0.81、95％ CI 0.71-0.93、p ＝ 0.0018）。

　KEYNOTE 024 試験・KEYNOTE 042 試験の結果、**TPS ≧ 1％の進行NSCLC の 1 次治療で Pemb が有用**という位置づけになりました。

化学療法＋ Pemb の臨床試験

　TPS ≧ 50％の KEYNOTE 024 試験でも**最初の 3 か月程度は化学療法群と同等の生存曲線でその後に差が開く**という感じでした。また、**TPS 陰性群への ICI の効果が不明**でした。そこで**最初だけ化学療法を併用し、より早期から良い成績が得られないか**と、**KEYNOTE 189 試験・KEYNOTE407 試験**が計画されました。

■ KEYNOTE 189 試験

　進行・再発の非扁平上皮 NSCLC の 1 次治療における **Pemb ＋ CDDP/CBDCA ＋ PEM とプラセボ＋ CDDP/CBDCA ＋ PEM の有効性および安全性**を比較しました[4]。主要評価項目は **OS・PFS** でした。

　OS 中央値は Pemb 群未到達、化学療法群 11.3 か月と、**Pemb 群で有意に延長**しました（HR 0.49、95％ CI 0.38-0.64、p＜0.001）。**PFS 中央値**は Pemb 群 8.8 か月、化学療法群 4.9 か月と、**Pemb 群で有意に延長**しました（HR 0.52、95％ CI 0.43-0.64、p＜0.001）。

■ KEYNOTE 407 試験

　進行・再発の扁平上皮 NSCLC の 1 次治療における **Pemb ＋ CBDCA ＋ PTX/nab-PTX とプラセボ＋ CBDCA ＋ PTX/nab-PTX の有効性および安全性**を比較しました[5]。主要評価項目は **OS・PFS** でした。

　OS 中央値は Pemb 群 15.9 か月、化学療法群 11.3 か月と、**Pemb 群で有意に延長**しました（HR 0.64、95％ CI 0.49-0.85、p=0.0008）。**PFS中央値**は Pemb 群 6.4 か月、化学療法群 4.8 か月と、**Pemb 群で有意に延長**しました（HR 0.56、95％ CI 0.45-0.70、p＜0.001）。

　KEYNOTE 189 試験・KEYNOTE 407 試験の結果、**TPS の結果にかかわらず NSCLC の 1 次治療で Pemb ＋化学療法が有用**という位置づけになりました。

Pembの用法用量・主な副作用

　通常、成人には1回200mgを3週間間隔または1回400mgを6週間間隔で点滴静注します[6]。

　Nivoと同様に**irAEに注意**が必要です[6]。irAEについては後述します（irAEへの対処／→P.195）。

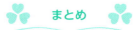
まとめ

- Pembは、2番目に承認された**抗PD-1抗体**である。
- TPS ≧ 50%のNSCLCの1次治療でPemb単剤は化学療法よりもPFSを有意に延長した（KEYNOTE 024試験）。
- TPS ≧ 1%のNSCLCの1次治療でPemb単剤は化学療法よりもOSを有意に延長した（KEYNOTE 042試験）。
- TPSにかかわらず非扁平上皮NSCLCの1次治療でPemb＋化学療法は化学療法よりもPFS、OSを有意に延長した（KEYNOTE 189試験）。
- TPSにかかわらず扁平上皮NSCLCの1次治療でPemb＋化学療法は化学療法よりもPFS、OSを有意に延長した（KEYNOTE 407試験）。

【参考文献】
1) Garon EB, et al. N Engl J Med 2015;372:2018-2028.
2) Reck M, et al. N Engl J Med 2016;375:1823-1833.
3) Mok TS, et al. Lancet 2019; 393:1819-1830.
4) Gandhi L, et al. N Engl J Med 2018;378:2078-2092.
5) Paz-Ares L, et al. N Engl J Med 2018; 379:2040-2051.
6) Pemb 添付文書.

8 アテゾリズマブ（テセントリク®）

▶YouTube 動画
① Atezo 単剤
② Atezo+ ケモ
③ 術後 Atezo

①

②

③

はじめに

アテゾリズマブ（Atezo）（テセントリク®）は 3 番目に承認された ICI で、Nivo や Pemb と異なり**抗 PD-L1 抗体**です。Atezo では PD-L1 発現判定に **SP142 抗体**を用います。そして **TC 細胞（PD-L1 を発現した腫瘍細胞）**の PD-L1 発現率 (TC0-TC3) と **IC 細胞（PD-L1 を発現した腫瘍浸潤免疫細胞）**の PD-L1 発現率 (IC0-IC3) の組み合わせで評価します[1]。実臨床では、Pemb の **22C3 抗体で代用**されることも多いです。

Atezo 単剤の臨床試験

■ OAK 試験

進行・再発の NSCLC の 2 次治療で、Atezo と DOC の有効性・安全性を比較しました[2]。主要評価項目は **ITT 集団（ランダム化された全被験者）**および **TC1/2/3 or IC1/2/3** (TC 細胞の TPS ≧ 1% or IC 細胞の TPS ≧ 1%) における **OS** でした。ITT 集団の OS 中央値は Atezo 群 13.8 か月、DOC 群 9.6 か月と、**Atezo 群で有意に延長しました**（HR 0.73、95% CI 0.62-0.87、p = 0.0003）。**TC1/2/3 or IC1/2/3 集団の OS 中央値**は Atezo 群 15.7 か月、DOC 群 10.3 か月と、**Atezo 群で有意に延長しました**（HR 0.74、95% CI 0.58-0.93、p = 0.0102）。

■ IMpower 110 試験

PD-L1 陽性の進行・再発 NSCLC の 1 次治療で、Atezo と化学療法

の有効性、安全性を比較しました[3]。主要評価項目は OS でした。**PD-L1
高発現群の OS 中央値**は Atezo 群 20.2 か月、化学療法群 13.1 か月と、
Atezo 群で有意に延長しました（HR 0.59、95％ CI 0.40-0.89、p ＝ 0.01）。
PD-L1 陽性群全体の OS 中央値は Atezo 群 18.2 か月、化学療法群 14.9
か月と、**Atezo 群で有意に延長しました**（HR 0.72、95％ CI 0.52-0.99、
p ＝ 0.04）。

Atezo ＋化学療法の臨床試験

■ IMpower 130 試験

　Ⅳ期非扁平上皮 NSCLC の 1 次治療で、CBDCA ＋ nab-PTX 療法に対
する Atezo の上乗せ効果を検討しました[4]。**PFS 中央値**は Atezo 群 7.0
か月、化学療法群 5.5 か月と、**Atezo 群で有意に延長しました**（HR 0.64、
95％ CI 0.54-0.77、p<0.0001）。**OS 中央値**は Atezo 群 18.6 か月、化学
療法群 13.9 か月と、**Atezo 群で有意に延長しました**（HR 0.79、95％ CI
0.64-0.98、p=0.033）。

■ IMpower 150 試験（いわゆる ABCP 療法）

　Ⅳ期非扁平上皮 NSCLC の 1 次治療で、CBDCA ＋ PTX ＋ Bev 療法
に対する Atezo の上乗せ効果を検討しました[5]。**PFS 中央値**は Atezo 群
8.3 か月、化学療法群 6.8 か月と、**Atezo 群で有意に延長しました**（HR 0.62、
95％ CI 0.52-0.74、p<0.001）。**OS 中央値**は Atezo 群 19.2 か月、化学
療法群 14.7 か月と、**Atezo 群で有意に延長しました**（HR 0.78、95％ CI
0.64-0.96、p=0.02）。

　なお、**PD-L1 陰性の扁平上皮 NSCLC に対する 1 次治療での Atezo の
有効性および安全性は確立していません。**

■ IMpower 133 試験

　ED-SCLC の 1 次治療で、CBDCA ＋ ETP 療法に対する Atezo の上
乗せ効果を検討しました[6]。**PFS 中央値**は Atezo 群 5.2 か月、化学療法
群 4.3 か月と、**Atezo 群で有意に延長しました**（HR 0.77、95％ CI 0.62-
0.96、p=0.02）。**OS 中央値**は Atezo 群 12.3 か月、化学療法群 10.3 か
月と、**Atezo 群で有意に延長しました**（HR 0.70、95％ CI 0.54-0.91、

p=0.007）。

術後補助療法における Atezo の臨床試験

■ IMpower 010 試験

完全切除された II ～ III A 期の NSCLC に術後補助化学療法〔CDDP に VNR、DOC、GEM、PEM のいずれかを併用〕1 ～ 4 サイクルを行い、その後**ランダム化して Atezo 最大 12 か月間**と BSC とを比較した試験です[7]。観察期間中央値 32.2 か月で、**II ～ III A 期の PD-L1 発現 1%以上**の群において、**無病生存期間（DFS）は Atezo 群で有意に良好**でした（HR 0.66、95% CI 0.50-0.88、p=0.004）。この結果、Atezo は **PD-L1 陽性の NSCLC の術後補助療法**に対する適応追加が承認されました。

Atezo の用法用量・主な副作用

通常、成人には 1 回 1,200mg を 3 週間間隔で点滴静注します[8]。

Nivo、Pemb と同様に **irAE に注意**が必要です。irAE については後述します（irAE への対処／→ P.195）。

🍀 まとめ 🍀

- **Atezo は 3 番目に承認された ICI で抗 PD-L1 抗体**である。
- **既治療**の切除不能な**進行・再発の NSCLC に Atezo 単剤**の有効性が検証された（**OAK 試験**）。
- 化学療法未治療の **PD-L1 陽性**の切除不能な**進行・再発の NSCLC** に **Atezo 単剤**の有効性が検証された（**IMpower 110 試験**）。
- 化学療法未治療の進行非扁平上皮 NSCLC に CBDCA ＋ PTX ＋ Bev ＋ Atezo（**IMpower 150 試験**）、CBDCA ＋ nab-PTX ＋ Atezo（**IMpower 130 試験**）の有効性が検証された。
- 化学療法未治療の ED-SCLC に CBDCA ＋ ETP ＋ Atezo の有効性が検証された（**IMpower 133 試験**）。

第 3 章 肺がん化学療法のリアル

⑧ アテゾリズマブ（テセントリク®）

- PD-L1 陽性のⅡ～ⅢA 期 NSCLC の術後補助療法に化学療法後の Atezo の有効性が検証された（IMpower 010 試験）。

【参考文献】
1) 肺がん PD-L1 蛋白（IHC）SP142.SRL 総合検査案内.
2) Rittmeyer A, *et al. Lancet* 2017; 389:255-265.
3) Herbst RS, *et al. N Engl J Med* 2020; 383:1328-1339.
4) West H, *et al. Lancet Oncol* 2019; 20:924-937.
5) Socinski MA, *et al. N Engl J Med* 2018; 378:2288-2301.
6) Horn L, *et al. N Engl J Med* 2018; 379:2220-2229.
7) Felip E, *et al. Lancet* 2021; 398: 1344-1357.
8) Atezo 添付文書.

コラム

▶ YouTube 動画

irAE は効果の裏返し？

　ICI は免疫力を上げる薬剤ですが、irAE が問題になります。irAE は免疫が強くなりすぎる故の副作用であり、irAE が起これば ICI の効果が期待されます。

　印象に残った症例を紹介します。50 代の女性。扁平上皮肺がんで胸膜播種がありました。CBDCA ＋ nab-PTX を 5 クール施行も、食欲不振、うつ状態となり中止。TPS 70％のため Pemb を投与しました。1 回の投与だけですが、irAE が複数発現。肝機能障害、筋炎、重症筋無力症、心筋炎が起こりました。一時挿管を要しましたが集学的治療により人工呼吸器離脱。筋力もほぼ元に戻っており、PS は 0 を維持しています。

　一方で、その治療効果はすさまじく、画像上ほぼ CR（complete response；完全奏効）となっています。ICI は今までの抗がん薬とは全く異なると実感した症例でした。

　また、irAE は複数起こることがあり、1 つ診断したからといって安心してはいけません。他の irAE がないかの確認が必要です。

9 デュルバルマブ（イミフィンジ®）

▶YouTube 動画
① Durva
② CASPIAN 試験

はじめに

デュルバルマブ（Durva）（イミフィンジ®）は 4 番目に承認された ICI で、**抗 PD-L1 抗体**です。Nivo、Pemb、Atezo は、主にⅣ期 NSCLC をターゲットにしてきました。Durva はⅢ期 NSCLC をターゲットに**化学放射線療法後の地固め療法に ICI が有用**であることを示しました。

Durva の臨床試験

■ PACIFIC 試験

Ⅲ期 NSCLC の 1 次治療で**化学放射線療法**を行い、**PD になっていない患者に Durva を地固め療法として 1 年間投与**する効果を検討しました[1]。**PFS 中央値**は Durva 群 16.8 か月、プラセボ群 5.6 か月と、**Durva 群で有意に延長**しました（HR 0.52、95% CI 0.42-0.65、p<0.001）。サブグループ解析でも**組織型、喫煙状態、PD-L1 発現状況**などを問わずに **Durva が有用**でした。**5 年フォローアップで OS 中央値**は Durva 群 47.5 か月、プラセボ群 29.1 か月と、**Durva 群で有意に延長**しました（HR 0.72、95% CI 0.59-0.89）[2]。

さらに、**ED-SCLC** に対する効果も検討されました。

■ CASPIAN 試験

ED-SCLC の 1 次治療において、**化学療法〔(CDDP or CBDCA) ＋ ETP）に Durva を上乗せした効果**を検討しました[3]。**OS 中央値**は Durva 群 13.0 か月、化学療法群 10.3 か月と、**Durva 群で有意に延長し**ました（HR 0.73、95% CI 0.59-0.91、p=0.0047）。

なお、ED-SCLC に対する ICI 併用療法としては、IMpower 133 試験もあります。**IMpower 133 試験は Atezo に CBDCA ＋ ETP を併用して**いるのに対して、**CASPIAN 試験では Durva に（CBDCA or CDDP）＋ ETP を併用**しているという違いがあります。

Durva の用法用量・主な副作用

PACIFIC 試験の場合、通常、成人には 1 回 1,500mg を 4 週間間隔で点滴静注します。投与期間は 12 か月間までとします[1,4]。

CASPIAN 試験の場合、通常、成人には 1 回 1,500mg を 3 週間間隔で 4 回点滴静注します。その後は、1 回 1,500mg を 4 週間間隔で点滴静注します[3,4]。

Nivo、Pemb、Atezo と同様に **irAE に注意**が必要です。irAE については後述します（irAE への対処／→ P.195）。

用語解説

地固め療法

がんの **1 次治療では腫瘍量を極力減らすために強力な治療**を行います。これを「**導入療法**」といいます。これに対して、**腫瘍が小さくなった状態をできるだけ長く維持するために行うのが「地固め療法」**です。導入療法の治療薬は、特に殺細胞性抗がん薬では骨髄抑制などのため数サイクルしか施行できないことがほとんどです。対して**地固め療法の治療薬は、副作用がきつくなく、できるだけ長期間使用できるもの**が選ばれます。

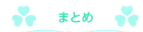

まとめ

Durva は 4 番目に承認された ICI で**抗 PD-L1 抗体**である。

Ⅲ期 NSCLC に**化学放射線療法**を行い、PD にならなかった群に Durva を地固め療法で 1 年間投与する PACIFIC 試験で PFS、OS は有意に延長した。

ED-SCLC の 1 次治療で（CDDP or CBDCA）＋ ETP に Durva を上乗せした CASPIAN 試験で OS は有意に延長した。

【参考文献】
1) Antonia SJ, et al. N Engl J Med 2017; 377: 1919-1929.
2) Spigel DR, et al. J Clin Oncol 2022; 40: 1301-1311.
3) Paz-Ares L, et al. Lancet 2019; 394: 1929-1939.
4) Durva 添付文書.

10 イピリムマブ（ヤーボイ®）

▶ YouTube 動画
① Ipi
② CM 9LA 試験

はじめに

　イピリムマブ（Ipi）（ヤーボイ®）は 5 番目に承認された ICI であり、**最初の抗 CTLA-4 抗体**です。Ipi は免疫サイクルの**プライミング相**に働き、T 細胞を活性化させます。**Nivo と Ipi の併用**は、免疫サイクルの異なる部位を活性化することで**免疫力の効果増強**が期待できる一方、**irAE により一層注意が必要**です。

Ipi の臨床試験

■ CheckMate 227 試験

　Ⅳ期あるいは再発 NSCLC の 1 次治療で TPS ≧ 1％の患者を、Nivo ＋ Ipi 群、Nivo 単独群、化学療法群に 1 : 1 : 1 の割合で無作為に割り付けました[1]。TPS ＜ 1％の患者も同様に割り付けました。**TPS ≧ 1％の患者**において、**OS 中央値**は Nivo ＋ Ipi 群で 17.1 か月（95％ CI 15.0-20.1）、化学療法群で 14.9 か月（95％ CI 12.7-16.7、p ＝ 0.007）、**2 年全生存率**はそれぞれ 40.0％、32.8％と、**Nivo ＋ Ipi 群で有意に良好**でした。**TPS ＜ 1％の患者**においても、**OS 中央値**は Nivo ＋ Ipi 群で 17.2 か月（95％ CI 12.8-22.0）、化学療法群で 12.2 か月（95％ CI 9.2-14.3）と、**Nivo ＋ Ipi 群で有意に良好**でした。

■ CheckMate 9LA 試験

　CheckMate 227 試験では、Nivo ＋ Ipi と化学療法との比較でした。

CheckMate 9LA 試験では、最初の 2 サイクルのみ Nivo ＋ Ipi ＋化学療法を行い、その後は Nivo ＋ Ipi で継続して有用性を検討しました[2]。

中央値 13.2 か月のフォローアップ期間で、**OS 中央値**は Nivo ＋ Ipi ＋化学療法群 15.6 か月 (95％ CI 13.9-20.0)、化学療法群 10.9 か月 (95％ CI 9.5-12.6) と、**Nivo ＋ Ipi ＋化学療法群で有意に良好**でした (HR 0.66、95％ CI 0.55-0.80)。**TPS ＜ 1％、TPS ≧ 1％、非扁平上皮 NSCLC、扁平上皮 NSCLC のいずれの群においても Nivo ＋ Ipi ＋化学療法群は OS を延長**しました。

一方で **CheckMate 227 試験よりも化学療法が加わる分、骨髄抑制などの化学療法の副作用が多く出る**印象です。

4 年フォローアップデータが 2023 年アメリカ臨床腫瘍学会（ASCO）で発表され、全無作為化患者における **4 年生存率**は併用療法群が 21％、化学療法のみ群が 16％で、**長期間にわたり Nivo ＋ Ipi ＋化学療法群の優位性**が示されました (HR 0.74、95％ CI 0.63-0.87)[3]。

Ipi の用法用量・主な副作用

他の抗悪性腫瘍剤との併用において、通常、成人には 1 回 1mg/kg を 6 週間間隔で点滴静注します[4]。

Nivo、Pemb、Atezo、Durva と同様に **irAE に注意**が必要です[4]。上記 4 剤は抗 PD-1 抗体・抗 PD-L1 抗体なのに対して、Ipi は抗 CTLA-4 抗体であり、**irAE の傾向に若干違い（Ipi では下垂体炎、皮疹、大腸炎などに特に注意）**があります。irAE については後述します（irAE への対処／→ P.195）。

用語解説

CTLA-4（細胞傷害性 T リンパ球抗原）[4]

CTLA-4 は T リンパ球表面に発現しています。リンパ節において**樹状細胞＝抗原提示細胞（APC）**の**主要組織適合性遺伝子複合体（MHC）**によって、**がん抗原が T 細胞受容体（TCR）に提示される**と **T 細胞の活性化**が始まりますが**共刺激が必要**です。T 細胞上の受容体である **CD28** が APC 上の **CD80/86** に結合することで T 細

胞がさらに活性化します。CTLA-4は**CD80/86とCD28との結合に競合**し、T細胞が活性化されません。抗CTLA-4抗体によってCTLA-4とCD80/86の結合が阻害されると**CD80/86からCD28に効率よく情報が伝達**され、**T細胞が活性化**します（図3-10-1左）[5]。また、**制御性T細胞（Treg）**に発現する**CTLA-4を介したシグナル伝達は免疫応答を抑制的に制御**します。抗CTLA-4抗体は、**ADCC（抗体依存性細胞障害）活性**によってTregを除去し**免疫抑制を解除**します（図3-10-1右）[5]。

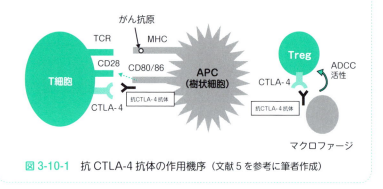

図3-10-1 抗CTLA-4抗体の作用機序（文献5を参考に筆者作成）

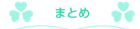

まとめ

- **Ipi**は5番目に承認された肺がんのICIで、**抗CTLA-4抗体**であり、**プライミング相**に作用する。
- 進行NSCLCの1次治療で、TPSにかかわらずNivo + Ipiは化学療法よりOSを延長した（CheckMate 227試験）。
- 進行NSCLCの1次治療で、Nivo + Ipiに化学療法を2サイクルのみ上乗せするCheckMate 9LA試験でも、長期にわたり化学療法よりOSを延長した。

【参考文献】
1）Hellmann MD, *et al. N Engl J Med* 2019; 381:2020-2031.
2）Paz-Ares L, *et al. Lancet Oncol* 2021; 22:198-211.
3）Carbone DP, *et al. J Clin Oncol* 2023; 41 (suppl 17; abstr LBA9023).
4）Ipi添付文書.
5）Graziani G, *et al. Pharmacol Res* 2012; 65:9-22.

11 トレメリムマブ（イジュド®）

▶ YouTube 動画

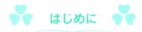

　トレメリムマブ（Trem）（イジュド®）は6番目に承認された ICI であり、2番目の**抗 CTLA-4 抗体**です。

Trem と Ipi の違い

　Trem も Ipi も**免疫サイクルのプライミング相に働き、CTLA-4 の働きを抑えることで T 細胞を活性化**させます。

　抗 CTLA-4 抗体には IgG のサブクラスがあることが知られており、サブクラス別に**抗体依存性細胞障害（ADCC）**が違います。IgG1 と IgG3 は ADCC 活性が高く、IgG2 と IgG4 は ADCC 活性が低いことが報告されています[1]。

　Trem は IgG2 サブクラスに属し、**ADCC 活性は低い**と考えられます。**ADCC 活性が高い**と抗原の発現する標的細胞を**抗体依存性に攻撃**すると考えられる一方で、**ADCC 活性が低い**と抗原の発現する標的が正常細胞であった場合、それら**正常細胞に対する直接的な攻撃が少ない**と考えられます[2-4]。

Trem の臨床試験

■ POSEIDON 試験

Ⅳ期 NSCLC 患者を**化学療法（CT）群**、**Trem ＋ Durva ＋化学療法（T ＋ D ＋ CT）群**、Durva ＋化学療法群（D ＋ CT）の３群に割り付けました。主要評価項目は **D ＋ CT vs CT** の **PFS**、**OS** でしたが、**OS では有意差がつきませんでした**[5]。

一方で、**T ＋ D ＋ CT vs CT** を比較したところ、**PFS 中央値**は T ＋ D ＋ CT 群で 6.2 か月、CT 群で 4.8 か月と、**T ＋ D ＋ CT 群で有意に延長**しました（HR 0.72、95% CI 0.60-0.86、p=0.0003）。**OS 中央値**は T ＋ D ＋ CT 群で 14.0 か月、CT 群で 11.7 か月と、**T ＋ D ＋ CT 群で有意に延長**しました（HR 0.77、95% CI 0.65-0.92、p=0.0030）[5]。

POSEIDON 試験の結果、**Ⅳ期 NSCLC に T ＋ D ＋ CT が承認**されました。

Trem の用法用量・主な副作用

Durva および他の抗がん薬との併用において、通常、成人には Trem 1 回 75mg を 3 週間間隔で 4 回点滴静注し、その後、7 週間空けて 75mg を 1 回点滴静注します（計 5 回）[6]。

Trem は Ipi と同様に抗 CTLA-4 抗体であり、**irAE に注意**が必要です。POSEIDON 試験では **2 つの ICI を使用する（IO-IO）**ため、**irAE には特に早期から注意する**必要があります。irAE については後述します（irAE への対処／→ P.195）。

用語解説

IO-IO

IO は immuno-oncology、つまり**がん免疫**のことです。ICI による治療を IO と呼ぶことがあります。**Trem ＋ Durva**、あるいは **Nivo ＋ Ipi** は 2 つの ICI を使用するため、**IO-IO** と呼びます。

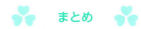

まとめ

- Trem は肺がんの 6 番目の ICI で 2 番目の**抗 CTLA-4 抗体**である。
- **Ⅳ期 NSCLC** で、TPS にかかわらず **Trem ＋ Durva ＋化学療法**は化学療法よりも **PFS、OS を延長**した（**POSEIDON 試験**）。

【参考文献】
1) 佐々木茂, 他. Drug Deliv Syst 2015; 30: 16-24.
2) 北野滋久. 日内会誌 2017; 106, 2645-2658.
3) Ramos-Casals M, *et al. Nat Rev Dis Primers* 2020; 6:38.
4) Byun DJ, *et al. Nat Rev Endocrinol* 2017; 13: 195-207.
5) Johnson ML, *et al. J Clin Oncol* 2022; 41: 1213-1227.
6) Trem 添付文書.

12 ゲフィチニブ（イレッサ®）

▶ YouTube 動画
①分子標的薬
②GFB

はじめに

殺細胞性抗がん薬、免疫チェックポイント阻害薬と違い、**分子標的薬**は**ドライバー遺伝子の変異**により肺がんが発症した際に効果が期待できる薬剤です。肺がん領域で最初に承認されたのが**ゲフィチニブ（GFB）（イレッサ®など）**です。

ドライバー遺伝子変異の頻度

日本人肺腺がん患者ではドライバー遺伝子変異が 64.9%、融合遺伝子が 7.2%に認められ、53.0%が *EGFR* 変異、ついで *KRAS* 変異でした[1]。アメリカでは *KRAS* 変異が最多でした[1]。

EGFR 変異と EGFR-TKI の作用機序

正常な場合（野生型）は、二量体化した**上皮成長因子受容体(EGFR)**に**上皮成長因子（EGF）**が結合すると、ATP 結合部位に ATP が結合して**リン酸化**が起こり、**細胞増殖シグナル**が発生します（図 3-12-1 A）。リン酸化には**チロシンキナーゼ**が必要です。一方、*EGFR* 変異が起こると EGF がなくても**細胞増殖シグナルが出続けてがん化**につながります（図 3-12-1 B）。EGFR-TKI（チロシンキナーゼ阻害薬）は、変異した EGFR の ATP 結合部位で **ATP** と競合して**細胞増殖シグナルを抑える**ことで、**細胞増殖を抑制**します（図 3-12-1 C）[2]。

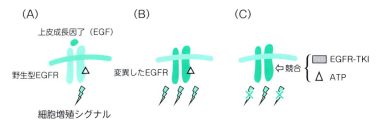

図 3-12-1 *EGFR* 変異と EGFR-TKI 作用部位（文献 2 を参考に筆者作成）

GFB は 2002 年に承認された**初めての EGFR-TKI** ですが、**当初は** ***EGFR* 変異患者に限らず投与され、「よく効く患者もいるが全く効かない患者もいる」**という感じでした。GFB を **2 次治療**で投与した **IDEAL1 試験**では、「**日本人、女性、腺がん**」での効果が高いことが結果から示されましたが、その理由は不明でした[3]。その後、**EGFR-TKI と *EGFR* 変異との関連性**が報告され[4]、以後は ***EGFR* 変異陽性が対象**となりました。

GFB の臨床試験

■ IPASS 試験

未治療 NSCLC に対する標準的治療の 1 つである CBDCA + PTX と GFB を直接比較検討したもので、アジアの 9 か国から 1,217 名が登録されました[5]。主要評価項目の PFS で、**全体集団では最初は化学療法群が優勢で、途中から GFB が優勢**になりました。*EGFR* **変異陽性群では終始 GFB が優勢**で HR 0.48（95% CI 0.36-0.64、p<0.001）でした。一方で ***EGFR* 変異陰性群では逆に化学療法群が終始優勢**で HR 2.85(95% CI 2.05-3.98、p<0.001) でした。

■ NEJ002 試験、WJTOG3405 試験

日本において *EGFR* 変異陽性の未治療Ⅳ期の NSCLC に対する GFB と CBDCA + PTX を比較したのが **NEJ002 試験**です[6]。**PFS 中央値**は GFB 群 10.8 か月、化学療法群 5.4 か月と、**GFB 群で有意に延長しました**（HR 0.30、95% CI 0.22-0.41、p<0.001）。**OS には有意差がありませんでした**。
同様に日本において *EGFR* 変異陽性の術後再発あるいはⅢ B/Ⅳ期の

NSCLC に対する GFB と CDDP+DOC を比較したのが WJTOG3405 試験です[7]。PFS 中央値は GFB 群 9.2 か月（95% CI 8.0-13.9）、化学療法群 6.3 か月（95% CI 5.8-7.8）と、**GFB 群で有意に延長**しました（HR 0.489、95% CI 0.336-0.710、p<0.0001）。

■ NEJ001 試験

EGFR 変異陽性の PS 3-4 の進行 NSCLC に対する GFB の効果を見たのが **NEJ001 試験**です[8]。**約 80％で PS が改善**し、奏効率 66％、OS 中央値 17.8 か月、PFS 中央値 6.5 か月と **GFB は PS 不良例で良好な成績**を示しました。

GFB の用法用量・主な副作用

通常、成人には GFB として 250mg を 1 日 1 回、経口投与します[9]。

殺細胞性の抗がん薬と異なり、**骨髄抑制はそれほど問題になりません**。しかし、**発売当初に ILD による死亡が予想外に多く起こり**問題となったこともあり、**投与前に CT で間質性陰影の有無を確認**し、**ILD が疑われたら投与を行わない**などの慎重な対応が求められます。GFB による **ILD の頻度は 1～10％**とされます。その他、**肝障害、皮膚障害、下痢、爪の障害、嘔気、食欲不振、口内炎**などに注意が必要です[9]。

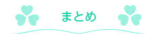
まとめ

- GFB は最初に承認された EGFR-TKI である。
- IPASS 試験で *EGFR* 変異陽性で有用であることが示された。
- 日本人のデータである NEJ 002 試験、WJTOG 3405 試験で、*EGFR* 変異陽性の 1 次治療での GFB の有効性が報告された。
- NEJ001 試験で PS 3-4 の群にも GFB の有効性が示された。
- 有害事象として、特に ILD に注意が必要である。

【参考文献】

1) Saito M, *et al. Cancer Sci* 2016; 107: 713-720.
2) Lemmon MA, *et al. Cell* 2010; 141: 1117-1134.
3) Fukuoka M. *et al. J Clin Oncol* 2003 ; 21: 2237-2246.
4) Lynch TJ, *et al. N Engl J Med* 2004; 350:2129-2139.
5) Mok TS, *et al. N. Engl J Med* 2009 ; 361: 947-957.
6) Maemondo M, *et al. N Engl J Med* 2010; 362: 2380-2388
7) Mitsudomi T, *et al. Lancet Oncol* 2010; 11: 121-128.
8) Inoue A, *et al. J Clin Oncol* 2009; 27: 1394-1400.
9) GFB 添付文書.

コラム

新薬の恩恵

　肺がんの治療薬の進歩は日進月歩であり、その恩恵にあずかって生命予後が改善した患者さんを多くみてきました。その中でも一番印象深い患者さんを紹介します。

　40 代の肺腺がんの男性患者さん。肺転移が無数にありました。通常の抗がん薬は奏効せず緩和ケアに移行するかという時期にゲフィチニブ（イレッサ®）が発売されました。

　患者さん・ご家族に副作用を含めて十分説明し、ゲフィチニブを開始すると 2 週間くらいで呼吸困難の症状が軽快、画像もほとんど正常まで改善しました（発売当初は *EGFR* 変異陽性という縛りがありませんでした）。

　その状態は 1 年ほど続き、ご家族と旅行するなど PS は保たれていました。その後、耐性となって約 3 か月後にお亡くなりになりました。1 年ではありましたが、EGFR-TKI の恩恵を受けることができた患者さんでした。

13 エルロチニブ（タルセバ®）

▶ YouTube 動画

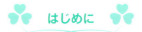
はじめに

　エルロチニブ（ERL）（タルセバ®など）は2番目のEGFR-TKIです。GFBと同様に、*EGFR*変異のあるNSCLCに対してEGFRのリン酸化を阻害することで細胞増殖のシグナル伝達を阻害します。

ERLの臨床試験

■ OPTIMAL試験

　中国からの報告です[1]。***EGFR*変異陽性**のⅢBまたはⅣ期の進行NSCLCの**1次治療**でERLとCBDCA＋GEMを比較しました。主要評価項目の**PFS中央値**はERL群13.1か月（95% CI 10.58–16.53）、化学療法群4.6か月（95% CI 4.21–5.42）と、**ERL群で有意に延長**しました（HR 0.16、95% CI 0.10–0.26、p<0.0001）。***EGFR*変異の種類別解析**も行われ、**exon 19欠失**ではERL群15.3か月、化学療法群4.6か月（HR 0.13、95% CI 0.07-0.25、p<0.0001）、**L858R変異**ではERL群12.5か月、化学療法群4.6か月（HR 0.26、95% CI 0.14-0.49、p<0.0001）と、**PFS中央値はいずれの群でもERL群で有意に延長**しました。

　OPTIMAL試験の続報で**OSの比較**が報告されています[2]。**全体群**ではERL群22.8か月、化学療法群27.8か月（HR 1.19、95% CI 0.83-1.71、p=0.2663）で**有意差を認めませんでした**。また、**exon 19欠失**（HR 1.52、95% CI 0.91-2.52、p=0.1037）、**L858R変異**（HR 0.92、95% CI 0.55-1.54、p=0.7392）のいずれの群も、**OSに有意差を認めませんでした**。

■ EURTAC 試験

ヨーロッパからの報告です。*EGFR* 変異陽性 NSCLC の 1 次治療で ERL と化学療法〔CDDP ＋（DOC or GEM）、CBDCA ＋（DOC or GEM）〕とを比較しました。主要評価項目の **PFS 中央値**は ERL 群 9.7 か月（95% CI 8.4-12.3）、化学療法群 5.2 か月（95% CI 4.5-5.8）と、**ERL 群で有意に延長**しました（HR 0.37、95% CI 0.25-0.54、p<0.0001）[3]。フォローアップデータでは、**OS 中央値**が ERL 群 22.9 か月、化学療法群 19.6 か月と、**有意差を認めませんでした**（HR 0.92、95% CI 0.63–1.35、p=0.68）[4]。

■ JO22903 試験

日本人の *EGFR* 変異陽性 NSCLC 患者の 1 次治療で PFS、安全性を見るために ERL を投与した**第Ⅱ相単群試験です**[5]。**PFS 中央値**は 11.8 か月（95% CI 9.7-15.3）でした。**exon 19 欠失**は L858R 変異よりも PFS が延長傾向であり、一方 T790M 変異があると PFS は短い傾向でした。

ERL の用法用量・主な副作用

通常、成人には ERL として 150mg を食事の 1 時間以上前または食後 2 時間以降に 1 日 1 回経口投与します[6]。

ERL の主な副作用は、**肝障害、下痢、口内炎、食欲不振、皮膚障害、爪囲炎、悪心、嘔吐**などで、**ILD（4.4%）には注意**が必要です[6]。

用 語 解 説

exon 19 欠失・exon 21 L858R

EGFR 変異は 1 つではありません。頻度が高いのが **exon 19 欠失**と **exon 21 L858R** 変異です。この 2 つで *EGFR* 変異の約 90%を占めます。「common mutation」あるいは「major mutation」と呼び、それ以外の *EGFR* 変異は「uncommon mutation」あるいは「minor mutation」と呼びます。

T790M 変異

EGFR-TKI を使い続けていくと **T790M 変異**が起こることがあります。この変異は **EGFR-TKI の耐性メカニズムとして重要**です。

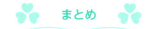
まとめ

- ERL は 2 番目に承認された EGFR-TKI である。
- 中国からの OPTIMAL 試験、ヨーロッパからの EURTAC 試験では、1 次治療でどちらも化学療法群よりも PFS 延長効果を示した。一方で、OS の有意差は認めなかった。後治療の影響と考えられる。

【参考文献】
1) Zhou C, et al. Lancet Oncol 2011; 12: 735-742.
2) Zhou C, et al. Ann Oncol 2015; 26:1877-1883.
3) Rosell R, et al. Lancet Oncol 2012; 13:239-246.
4) Leon LF, et al. Ann Oncol 2014; 25 (Suppl): iv426-iv470.
5) Goto K, et al. Lung Cancer 2013; 82: 109-114.
6) ERL 添付文書.

14 アファチニブ（ジオトリフ®）

▶YouTube 動画

はじめに

アファチニブ（AFA）（ジオトリフ®）は3番目のEGFR-TKIです。GFB、ERLは第1世代のEGFR-TKIですが、AFAは**第2世代のEGFR-TKI**です。

AFAの作用機序の特徴

「**ErbB受容体ファミリー**」というものがあります。これには、ErbB1、ErbB2、ErbB3、ErbB4の4つがあります（図3-14-1）。**EGFRはErbB1に属し、HER2はErbB2に属します**。ErbB受容体の二量体化は**ホモ二量体**（EGFR-EGFRなど）と**ヘテロ二量体**（EGFR-HER2など）があります。*EGFR*変異が起こるとErbB受容体ファミリーのシグナル伝達が異常になります。**AFA**は（EGFR以外も含めて）ErbB受容体ファミリーのシグナル伝達を**「不可逆的に」阻害**し[1)]、第2世代のEGFR-TKIと呼ばれます。ちなみに、第1世代のGFB、ERLはシグナル伝達を「可逆的」に阻害するとされます。

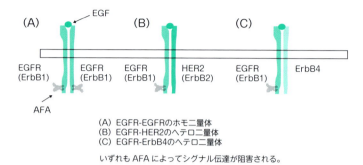

図 3-14-1 AFA の作用機序（文献 1 を参考に筆者作成）

AFA の臨床試験

■ LUX-Lung 3 試験

　未治療 *EGFR* 変異陽性 NSCLC を対象に、**AFA** と **CDDP + PEM** とで **PFS** を比較しました。AFA 群の **PFS 中央値**は 11.1 か月、PEM + CDDP 群で 6.9 か月と、**AFA 群で有意に延長しました**（HR 0.58、95% CI 0.43-0.78、p = 0.001）[2]。**日本人サブセット解析**で、**PFS 中央値**は AFA 群 13.8 か月、CDDP + PEM 群 6.9 か月と、**AFA 群で有意に延長しました**（HR 0.38、p=0.0014）[3]。

■ LUX-Lung 3・6 試験の統合解析

　未治療 *EGFR* 変異陽性 NSCLC を対象に、**AFA** と **CDDP + PEM**（LUX-Lung 3 試験）あるいは **CDDP + GEM**（LUX-Lung 6 試験）の OS を比較しました[4]。**LUX-Lung 3 試験で OS 中央値**は AFA 群 28.2 か月（95% CI 24.6-33.6）、CDDP + PEM 群 28.2 か月（95% CI 20.7-33.2）と、**有意差を認めませんでした**（HR 0.88、95% CI 0.66-1.17、p=0.39）。**LUX-Lung 6 試験で OS 中央値**は AFA 群 23.1 か月（95% CI 20.4-27.3）、CDDP + GEM 群 23.5 か月 (95% CI 18.0-25.6) と、**有意差を認めませんでした** (HR 0.93、95% CI 0.72-1.22、p=0.61)。**exon 19 欠失では、両試験とも AFA 群で OS が有意に延長しました**。一方で **exon 21 L858R 変異では、AFA 群と化学療法群で OS に有意差を認めませんでした**。

　LUX-Lung3 試験と LUX-Lung 3・6 試験の統合解析をまとめると、**未治療 *EGFR* 変異陽性 NSCLC で AFA 群は化学療法群よりも PFS を延長し**

ました。OSは*EGFR*変異種類別で結果が異なり、**exon 19 欠失ではOSを延長**し、他方**L858R 変異では有意差を認めません**でした。

■ LUX-Lung 2・3・6 試験の統合解析

*EGFR*変異は exon 19 欠失と L858R 変異で約 90％を占めますが、その他の変異（**uncommon mutation**）に対する AFA の効果を見るために **LUX-Lung 2・3・6 試験**に登録された 75 名を**事後解析 (post-hoc 解析)**しました[5]。グループ1（exon 18-21 の点突然変異、あるいは遺伝子重複）、グループ2（**T790M を含むもの**）、グループ3（**exon 20 挿入**）の奏効率は、それぞれ 71.1％、14.3％、8.7％でした。PFS 中央値はそれぞれ 10.7 か月、2.9 か月、2.7 か月でした。OS 中央値はそれぞれ 19.4 か月、14.9 か月、9.2 か月でした。

AFA は uncommon mutation にはある程度効果が期待できそうですが、**T790M・exon 20 挿入変異には効果不良**でした[5]。

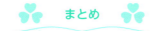

AFA の用法用量・主な副作用

通常、成人には AFA として 1 日 1 回 40mg を空腹時に経口投与します[6]。AFA の主な副作用は、**下痢、悪心・嘔吐、食欲減退、皮膚障害、爪囲炎、脱毛症、口内炎、鼻出血、肝機能障害、疲労**などで、**ILD（1.3％）には注意**が必要です[6]。

まとめ

- **AFA** は 3 番目に承認された EGFR-TKI であり、**ErbB 受容体を不可逆的に阻害する第 2 世代 EGFR-TKI** である。
- LUX-Lung 3 試験で *EGFR* 変異陽性 NSCLC の PFS を延長した。
- LUX-Lung 3・6 試験の**統合解析**の結果、OS は exon 19 欠失では AFA 群が有意に延長したが、L858R 変異では有意差を認めなかった。
- LUX-Lung 2・3・6 試験の統合解析で、uncommon mutation にも**ある程度の効果**を認めたが、**T790M・exon 20 挿入変異には効果不良**だった。

【参考文献】

1）Solca F, *et al. J Pharmacol Exp Ther* 2012; 343: 342-350.
2）Sequist L, *et al. J Clin Oncol* 2013; 31: 3327-3334.
3）Yamamoto N, *et al. Ann Oncol* 2012; 23: Suppl 11, XI8.
4）Yang JC, *et al. Lancet Oncol* 2015; 16: 141-151.
5）Yang JC, *et al. Lancet Oncol* 2015; 16: 830-838.
6）AFA 添付文書.

15 オシメルチニブ（タグリッソ®）

 ▶YouTube 動画

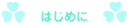 はじめに

　オシメルチニブ（OSI）（タグリッソ®）は4番目のEGFR-TKIです。GFB、ERLといった第1世代のEGFR-TKIは治療初期の奏効率は高いのですが、耐性化すると効果がなくなってきます。**OSIは既存のEGFR-TKIの耐性克服**を目指して開発され、**第3世代EGFR-TKI**と呼ばれます。

EGFR-TKIの耐性メカニズム

EGFR-TKIが耐性となるメカニズムは複数あります[1]。

① EGFRを活性化するような変異が起こる。
② EGFR-TKIによりアポトーシスが誘導される。
③ T790M変異によりEGFR-TKIのEGFRへの結合力が弱まる。
④ *MET*増幅により、EGFRを介さないシグナル伝達が起こる。
⑤ HGFがMETに結合することで、EGFRを介さないシグナル伝達が起こる。

　その他、*PIK3CA*変異、*PTEN*欠失などによるシグナル下流の活性化、**SCLCへの転化**などがあります。この中で、**T790M変異**のあるがん細胞は当初少ないですがEGFR-TKI治療により徐々に優勢となり、**獲得耐性の約50%**に検出されるようになると考えられています[2]。**OSIはT790M変異にも効果がある**ということが特徴です。

OSI の臨床試験

■ AURA3 試験

　EGFR-TKI 耐性後に T790M 変異を認める進行 NSCLC を対象として、2次治療で OSI 群とプラチナ製剤併用化学療法群〔(CBDCA or CDDP) ＋ PEM 群〕を比較する国際共同無作為化非盲検第Ⅲ相試験が実施されました[3]。主要評価項目の PFS 中央値は OSI 群 10.1 か月、化学療法群 4.4 か月と、OSI 群で有意に延長しました（HR 0.30、95% CI 0.23-0.41、p<0.001）。CNS（中枢神経系）転移のある群の PFS 中央値は、OSI 群 8.5 か月、化学療法群 4.2 か月と、OSI 群で有意に延長しました（HR 0.32、95% CI 0.21-0.49）。AURA3 試験の結果、T790M 陽性の既治療進行 NSCLC の2次治療での OSI の有用性が検証されました。

■ FLAURA 試験

　AURA3 試験では T790M 変異陽性かつ2次治療でしか OSI が承認されていませんでした。*EGFR* 変異陽性の全体集団の1次治療で OSI を GFB や ERL と比較したのが FLAURA 試験です[4]。主要評価項目の PFS 中央値は、OSI 群 18.9 か月（95% CI 15.2-21.4）、標準治療（GFB or ERL）群 10.2 か月（95% CI 9.6-11.1）と、OSI 群で有意に延長しました（HR 0.46、95% CI 0.37-0.57、p<0.001）。CNS 転移のある群、CNS 転移なし群でも OSI 群が PFS を有意に延長しました。副次評価項目の OS 中央値は解析時点で両群とも中央値未到達でしたが、生存曲線は OSI 群が標準治療群より良好でした（HR 0.63、95% CI 0.45-0.88、p=0.007）。FLAURA 試験の結果、*EGFR* 変異陽性の進行 NSCLC 患者の1次治療は OSI が標準となりました。

■ ADAURA 試験

　AURA3 試験や FLAURA 試験は進行した手術不能の患者を対象としていました。ADAURA 試験は *EGFR* 変異（exon 19 欠失・L858R）陽性で完全切除されたⅠB ～ⅢA 期の NSCLC を対象に、手術後の再発予防を目的に OSI を最長3年間投与し、プラセボ群と比較するという試験です[5]。主要評価項目は、Ⅱ～ⅢA 期の無病生存期間（DFS：手術後の再発もしくは死亡までの期間）、重要な副次評価項目として OS が検討されました。

　Ⅱ～ⅢA 期の5年生存率は OSI 群で 85%、プラセボ群で 73% であ

り、**OSI 群で有意に良好**でした (HR 0.49、95% CI 0.33-0.73、p<0.001)。

ADAURA 試験の結果、*EGFR* **変異陽性で完全切除のⅡ～ⅢA 期の NSCLC 患者に OSI を術後補助化学療法で使う**という選択肢が生まれました。

OSI の用法用量・主な副作用

通常、成人には OSI として 80mg を 1 日 1 回経口投与します。術後補助療法の場合は、投与期間は 36 か月間までです（ADAURA 試験）[6]。

OSI の主な副作用は、**皮膚障害、爪囲炎、下痢、口内炎、嘔吐、食欲減退、疲労感、QT 間隔延長、肝機能障害**などで、**ILD（3.3%）**には注意が必要です[6]。

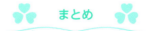
まとめ

- OSI は第 3 世代の EGFR-TKI で、耐性機序の **T790M に効果が期待**される。
- AURA3 試験で**T790M 変異陽性の 2 次治療**において **PFS を延長**した。
- FLAURA 試験で*EGFR* **変異陽性の 1 次治療**において GFB や ERL よりも **PFS・OS を延長**した。
- ADAURA 試験で*EGFR* **変異陽性Ⅱ～ⅢA 期の完全切除 NSCLC** の**術後補助化学療法**において **OS を延長**した。

【参考文献】
1) 矢野聖二. 肺癌 2009; 49: 939-943.
2) Godin-Heymann N, *et al. Cancer Res* 2007; 67: 7319-7326.
3) Mok TS, *et al. N Engl J Med* 2017; 376: 629-640.
4) Soria JC, *et al. N Engl J Med* 2018; 378: 113-125.
5) Tsuboi M, *et al. N Engl J Med* 2023; 389: 137-147.
6) OSI 添付文書.

16 ALK 阻害薬

▶YouTube 動画

はじめに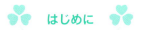

ALK は**未分化リンパ腫キナーゼ**（anaplastic lymphoma kinase）のことです。*ALK* と別の遺伝子が融合して ***ALK* 融合遺伝子となり、ALK 融合蛋白質**が作られると直接的な発がん要因になります。*ALK* 融合遺伝子は **NSCLC の 3 〜 5%** に認められます。ほとんどが**腺がん**です。ALK 阻害薬は **ALK チロシンキナーゼを阻害**することで *ALK* 融合遺伝子の活性を抑え、抗がん作用を示します。

ALK 融合遺伝子のメカニズム

間野博行らは、肺腺がん患者の細胞から肺がんの原因となる ***EML4-ALK* 融合遺伝子**を発見しました[1]。チロシンキナーゼの一種である ALK が EML4 と融合するメカニズムは図 3-16-1 のとおりです。**2 番染色体**上の近傍にある EML4 蛋白質のアミノ酸末端半分と ALK チロシンキナーゼの細胞内領域とが融合することで EML4-ALK 融合蛋白質が作成されます。ALK 融合蛋白質が ATP と結合すると、**細胞増殖を促すスイッチがオン**になった状態となりがん化します[2]。ALK 阻害薬は ALK 融合蛋白質が ATP と結合するのを阻害することで、抗がん作用を発揮します[2,3]。

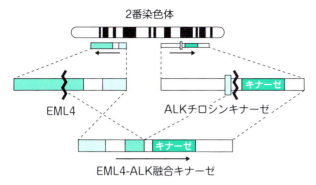

図 3-16-1　EML4-ALK 融合蛋白質（文献 1 を参考に筆者作成）

ALK 阻害薬の種類と臨床試験

　ALK 阻害薬には、クリゾチニブ（ザーコリ®）、アレクチニブ（アレセンサ®）、セリチニブ（ジカディア®）、ロルラチニブ（ローブレナ®）、ブリグチニブ（アルンブリグ®）があります。以下に、臨床試験内容と共に解説します。

クリゾチニブ（ザーコリ®）

　2012 年に ALK 阻害薬として初承認された ALK 阻害薬です。

■ PROFILE 1014 試験

　***ALK* 融合遺伝子陽性**の進行非扁平上皮 NSCLC において、**1 次治療でクリゾチニブと (CDDP or CBDCA) + PEM を比較**しました[4]。主要評価項目の **PFS 中央値**はクリゾチニブ群 10.9 か月、化学療法群 7.0 か月と、**クリゾチニブ群で有意に延長**しました（HR 0.45、95% CI 0.35-0.60、p<0.001）。ただし **OS に有意差を認めませんでした**。

　肺癌診療ガイドライン 2022 年版では、*ALK* 融合遺伝子に対して**クリゾチニブ単剤療法**を行うよう勧めるだけの**根拠が明確ではない（推奨度決定不能）**と記載されています[5]。その理由は、**既存の抗がん薬よりも PFS が優れていますが、後から承認された他の ALK 阻害薬よりは PFS が劣っている**ためと考えられます。

通常、成人にはクリゾチニブとして1回250mgを1日2回経口投与します[6]。

クリゾチニブの主な副作用は、**視覚障害、味覚異常、浮動性めまい、ニューロパチー、食欲減退、発疹、下痢、悪心、嘔吐、腹痛、便秘、肝機能障害、血液障害、浮腫、QT間隔延長、徐脈**などで、**ILD（2.1%）には注意**が必要です[6]。

アレクチニブ（アレセンサ®）

2014年に承認された**2番目のALK阻害薬**です。

■ ALEX試験

*ALK*融合遺伝子陽性のⅢ～Ⅳ期NSCLCにおいて、**1次治療でクリゾチニブとアレクチニブを比較**しました[7]。最終解析で**PFS中央値**はアレクチニブ群34.8か月、クリゾチニブ群10.9か月と、**アレクチニブ群で有意に延長**しました（HR 0.43、95% CI 0.32-0.58）。肺癌診療ガイドライン2022年版では**アレクチニブ単剤療法を行うよう推奨**すると記載されています[5]。

通常、成人にはアレクチニブとして1回300mgを1日2回経口投与します[8]。

アレクチニブの主な副作用は、**味覚障害、便秘、発疹、肝機能障害、腎機能障害、頭痛、口内炎**などで、**ILD（5.3%）には注意**が必要です[8]。

セリチニブ（ジカディア®）

2016年に承認された**3番目のALK阻害薬**です。

■ ASCEND-4試験

*ALK*融合遺伝子陽性のⅢB～Ⅳ期非扁平上皮NSCLCにおいて、**1次治療でセリチニブと化学療法群を比較**しました[9]。**PFS中央値**はセリチニブ群16.6か月、化学療法群8.1か月と、**セリチニブ群で有意に延長**しました（HR 0.55、95% CI 0.42-0.73、p<0.00001）。肺癌診療ガイドライン2022年版では**セリチニブ単剤療法を行うよう提案**すると記載されています[5]。

通常、成人にはセリチニブとして 1 回 450mg を 1 日 1 回食後に経口投与します。

セリチニブの主な副作用は、**食欲減退、悪心、下痢、嘔吐、腹痛、肝機能障害、疲労、発疹、QT 間隔延長**などで、**ILD は起こしにくい（0.6%）**です [10]。

ロルラチニブ（ローブレナ®）

2018 年に承認された **4 番目の ALK 阻害薬**です。

■ CROWN 試験

ALK 融合遺伝子陽性の進行 NSCLC において、**1 次治療でロルラチニブとクリゾチニブを比較**しました [11]。**PFS 中央値**はロルラチニブ群未到達、クリゾチニブ群 9.3 か月と、**ロルラチニブ群で有意に延長**しました（HR 0.28、95% CI 0.19-0.4、p<0.001）。**脳転移のある群**ではロルラチニブ群 82%、クリゾチニブ群 23%が奏効しており、**脳転移例への優越性**が示唆されました。肺癌診療ガイドライン 2022 年版では、**ロルラチニブ単剤療法を行うよう提案**すると記載されています [5]。

通常、成人にはロルラチニブとして 1 回 100mg を 1 日 1 回経口投与します。

ロルラチニブの主な副作用は、**高脂血症、浮腫、体重増加、中枢神経系障害、末梢性ニューロパチー、肝機能障害、膵炎、下痢、疲労、QT 間隔延長**などで、**ILD は起こしにくい（0.9%）**です [12]。

ブリグチニブ（アルンブリグ®）

2021 年に承認された **5 番目の ALK 阻害薬**です。

■ ALTA-1L 試験

ALK 融合遺伝子陽性の進行 NSCLC において、**1 次治療でブリグチニブとクリゾチニブを比較**しました [13]。**PFS 中央値**はブリグチニブ群未到達、クリゾチニブ群 9.8 か月と、**ブリグチニブ群で有意に延長**しました（HR 0.49、95% CI 0.33-0.74、p<0.001）。**脳転移のある群**ではブリグチニブ群 78%、クリゾチニブ群 29%が奏効しており、**脳転移例への優越性**が示唆

されました。肺癌診療ガイドライン 2022 年版では、**ブリグチニブ単剤療法を行うよう提案**すると記載されています[5]。

通常、成人にはブリグチニブとして 1 日 1 回 90mg を 7 日間経口投与し、その後 1 日 1 回 180mg を経口投与します。

ブリグチニブの主な副作用は、**下痢、悪心、高血圧、発疹、肝機能障害、CK 上昇、リパーゼ上昇、アミラーゼ上昇**などで、**ILD（6.3%）には注意**が必要です[14]。

ALK 阻害薬の使い分け（私見）

2024 年 6 月現在、**5 種類の ALK 阻害薬が使用可能**です。*ALK* 融合遺伝子陽性の NSCLC において、**クリゾチニブとセリチニブは化学療法群よりも PFS を延長**しました。一方、**アレクチニブ、ロルラチニブ、ブリグチニブは、クリゾチニブを対象とした試験で PFS の有意な延長**を認めています。

この結果から、**副作用が少ないことも踏まえると、1 次治療の第一選択はアレクチニブ**と考えます。**ブリグチニブ、ロルラチニブは脳転移症例では 1 次治療薬の候補**となります。

1 次治療でアレクチニブを使用して PD となった場合は、他の ALK 阻害薬（ブリグチニブ、ロルラチニブ、セリチニブ）が 2 次治療薬候補になります。一方、**1 次治療でブリグチニブ、ロルラチニブを使用して PD となった場合は、アレクチニブが 2 次治療薬候補**になります。

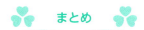
まとめ

- **ALK 阻害薬**として、最初に**クリゾチニブ**が承認された。
- **アレクチニブ**はクリゾチニブより PFS を延長し、**毒性も少なく、1 次治療薬の最有力候補薬**である。
- **ブリグチニブ、ロルラチニブ**はクリゾチニブよりも PFS を延長し、特に**脳転移のある症例に効果が期待**される。
- **セリチニブ**は化学療法群よりも PFS を延長した。

【参考文献】

1）Soda M, *et al. Nature* 2007; 448: 561–566.
2）Takeuchi K, *et al. Nat Med* 2012; 18: 378–381.
3）がん研究会プレスリリース．2012.
4）Solomon BJ, *et al. N Engl J Med* 2014; 371: 2167-2177.
5）日本肺癌学会（編）．肺癌診療ガイドライン 2022 年版．金原出版 . 2022; 1: 199-206.
6）クリゾチニブ 添付文書.
7）Mok T, *et al. Ann Oncol* 2020; 31: 1056-1064.
8）アレクチニブ 添付文書.
9）Soria JC, *et al. Lancet* 2017; 389: 917-929.
10）セリチニブ 添付文書.
11）Shaw AT, *et al. N Engl J Med* 2020; 383: 2018-2029.
12）ロルラチニブ 添付文書.
13）Camidge DR, *et al. N Engl J Med* 2018; 379: 2027-2039.
14）ブリグチニブ 添付文書.

17 希少遺伝子変異阻害薬

▶ YouTube 動画

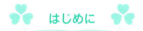
はじめに

　EGFR 変異は NSCLC の中でも比較的頻度の高いものでした。これ以外にも頻度は低いものの（各 1 ～数％）、**がん化を起こすドライバー遺伝子変異（希少遺伝子変異）** が複数あり、それに対する**分子標的薬**が使用できるものがあります。**希少遺伝子変異に対する治療薬の臨床試験は患者数が少ないため対象群を置かず、実薬投与の有効性で承認されたものがほとんどです。**

ROS1 融合遺伝子と治療薬

　ROS1 融合遺伝子は **NSCLC の 1 ～ 2％** とされます。治療薬にクリゾチニブ（ザーコリ®）、エヌトレクチニブ（ロズリートレク®）があります。

クリゾチニブ（ザーコリ®）

■ PROFILE 1001 試験

　ROS1 融合遺伝子陽性の進行 NSCLC において、**1 次治療でクリゾチニ**ブを投与しました[1,2]。**奏効率（ORR）は 72％、PFS 中央値は 19.2 か月**でした[1]。フォローアップの報告で **OS 中央値は 51.4 か月**でした[2]。

　クリゾチニブの用法用量・副作用は、前述のとおりです（→ P.146）。

エヌトレクチニブ（ロズリートレク®）

ROS1 融合遺伝子陽性の局所進行あるいは転移性 NSCLC において、1次治療でエヌトレクチニブを投与した 2 つの第 I 相試験（ALKA-372-001試験、STARTRK-1 試験）、1 つの第 II 相試験（STARTRK-2 試験）の統合解析では、**ORR は 77%、PFS 中央値は 19.0 か月**でした [3]。

通常、成人にはエヌトレクチニブとして 1 回 600mg を 1 日 1 回経口投与します。

エヌトレクチニブの主な副作用は、**認知障害、運動失調、味覚異常、めまい、便秘、下痢、疲労、浮腫、末梢性ニューロパチー、悪心、嘔吐、肝機能障害**などで、**ILD は起こしにくい（1.2%）**です [4]。

BRAF V600E 変異と治療薬

BRAF V600E 変異は**NSCLCの 1〜3%**とされます。治療薬にダブラフェニブ（タフィンラー®）＋トラメチニブ（メキニスト®）があります。

BRAF* V600E 変異**は *EGFR*、*ALK*、*ROS1*、*KRAS* などの遺伝子変異と**相互排他的**です（同時陽性になりません）。BRAF* V600E 変異陽性の既治療IV期 NSCLC にダブラフェニブ＋トラメチニブ投与**を行った**第 II 相試験**では、**ORR は 63.2%**でした [5]。

通常、成人にはダブラフェニブとして 1 回 150mg を 1 日 2 回、空腹時に経口投与します。ダブラフェニブの主な副作用は、**頭痛、発疹、過角化、脱毛、関節痛、疲労、発熱、無力感**などで、**ILD は起こしにくい（< 1%）**です [6]。

通常、成人にはトラメチニブとして 1 回 2mg を 1 日 1 回、空腹時に経口投与します。トラメチニブの主な副作用は、**下痢、悪心、発疹、脱毛、疲労、末梢性浮腫、肝機能障害、高血圧**などで、**ILD は起こしにくい（< 1%）**です [7]。

MET exon 14 skipping 変異と治療薬

　MET exon 14 skipping 変異は肺腺がんの 3 〜 4%とされます。治療薬にテポチニブ（テプミトコ®）、カプマチニブ（タブレクタ®）があります。

　MET exon 14 skipping **変異**は、高齢者に多く、性差、喫煙とはあまり関係ありません。また、他のドライバー変異（*EGFR*、*ALK*、*ROS1*、*BRAF*、*KRAS*、*HER2*）とは**相互排他的**です [8]。

■ VISION 試験

　MET exon 14 skipping **変異陽性**の進行あるいは転移性 NSCLC に第**Ⅱ相試験でテポチニブを投与**しました。観察期間が 9 か月以上得られたコホート（99 例）における **ORR は 46%，PFS 中央値は 8.5 か月、OS 中央値は 17.1 か月**でした [9]。

　通常、成人にはテポチニブとして 1 回 500mg を 1 日 1 回食後に経口投与します。テポチニブの主な副作用は、**体液貯留、腎機能障害、肝機能障害、疲労、悪心、下痢、食欲減退**などで、**ILD(3.8%) には注意**が必要です [10]。

■ GEOMETRY mono-1 試験

　MET exon 14 skipping **変異陽性**の進行 NSCLC に第Ⅱ相試験で**カプマチニブを投与**しました。2 〜 3 **次治療群**（69 例）における **ORR は 41%、PFS 中央値は 5.4 か月**で、1 **次治療例コホート**（28 例）における **ORR は 68%、PFS 中央値は 12.4 か月**でした [11]。

　通常、成人にはカプマチニブとして 1 回 400mg を 1 日 2 回経口投与します。カプマチニブの主な副作用は、**体液貯留、腎機能障害、肝機能障害、悪心、嘔吐、下痢、食欲減退**などで、**ILD(2.1%) には注意**が必要です [12]。

RET 融合遺伝子と治療薬

　RET 融合遺伝子は **NSCLC の約 1 〜 2%**とされます。治療薬にセルペルカチニブ（レットヴィモ®）があります。

　ALK、*ROS1*、*BRAF*、*MET*、*KRAS* などのその他のドライバー変異と**相互排他的**です [13]。

■ LIBRETTO-001 試験

RET 融合遺伝子陽性の進行 NSCLC に対して、**セルペルカチニブ単剤の第Ⅰ／Ⅱ相試験**が行われ、**既治療例群（105 例）**における **ORR は 64%、PFS 中央値は 16.5 か月**であり、**1 次治療群（39 例）**における **ORR は 85%、PFS 中央値は未到達**でした [14]。

通常、成人にはセルペルカチニブとして 1 回 160mg を 1 日 2 回経口投与します。セルペルカチニブの主な副作用は、**肝機能障害、QT 延長、高血圧、口内乾燥、下痢、疲労、浮腫**などで、**ILD は起こしにくい (0.7%)** です [15]。

NTRK 融合遺伝子と治療薬〔エヌトレクチニブ（ロズリートレク®）、ラロトレクチニブ（ヴァイトラックビ®）〕

NTRK 融合遺伝子は NSCLC の約 1%とされます。治療薬にエヌトレクチニブ（ロズリートレク®）、ラロトレクチニブ（ヴァイトラックビ®）があります。

エヌトレクチニブ、ラロトレクチニブは、**2 次治療以降で推奨**されます [16]。**進行あるいは転移性のがんで *NTRK* 融合遺伝子陽性**患者に**エヌトレクチニブ**が有用かを、**ALKA-372-001 試験**（第Ⅰ相 n ＝ 1）、**STARTRK-1 試験**（第Ⅰ相 n ＝ 2）、**STARTRK-2 試験**（第Ⅱ相 n ＝ 51）で**がん種横断的**に検証し、うち **10 例（19%）が NSCLC** でした。**STARTREK-2 試験**の 88.2%に前治療歴がありました。**NSCLC 症例の ORR は 70%、PFS 中央値は 14.9 か月**でした [17]。

エヌトレクチニブの用法用量・副作用は前述のとおりです（→ P.151）[4]。

同様に**ラロトレクチニブ**が有用かを**がん種横断的**に検証し、統合解析が行われました。全体で 159 例の *NTRK* 融合遺伝子陽性患者のうち、**肺がんが 20 例（NSCLC19 例）**でした。**肺がん症例の ORR は 73%、PFS 中央値は 35.4 か月**でした [18]。

通常、成人にはラロトレクチニブとして 1 回 100mg を 1 日 2 回経口投与します。ラロトレクチニブの主な副作用は、**肝機能障害、骨髄抑制、浮動性めまい、悪心、嘔吐、便秘、下痢、疲労**などです [19]。

KRAS G12C 変異と治療薬

KRAS G12C 変異は NSCLC の約 1％とされます。治療薬にソトラシブ（ルマケラス®）があります。**2 次治療以降**で推奨されます[16]。

■ CodeBreaK100 試験

KRAS G12C 変異陽性の既治療進行 NSCLC の 126 名を対象としたソトラシブ単剤療法の第Ⅱ相試験です[20]。ORR は 37.1％、PFS 中央値は 6.8 か月、OS は 12.5 か月でした。

通常、成人にはソトラシブとして 960mg を 1 日 1 回経口投与します。ソトラシブの主な副作用は、**肝機能障害、下痢、悪心、嘔吐、腹痛、疲労**などで、**ILD は起こしにくい（1.1％）**です[21]。

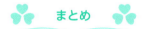
まとめ

- *ROS1* 融合遺伝子には 1 次治療でクリゾチニブ、エヌトレクチニブが有用である。
- *BRAF* V600E 変異には 1 次治療でダブラフェニブ＋トラメチニブが有用である。
- *MET* exon 14 skipping 変異には 1 次治療でテポチニブ、カプマチニブが有用である。
- *RET* 融合遺伝子には 1 次治療でセルペルカチニブが有用である。
- *NTRK* 融合遺伝子には 2 次治療以降でエヌトレクチニブ、ラロトレクチニブが有用である。
- *KRAS* G12C 変異には 2 次治療以降でソトラシブが有用である。

【参考文献】

1）Shaw AT, *et al. N Engl J Med* 2014; 371: 1963-1971.
2）Shaw AT, *et al. Ann Oncol* 2019; 30: 1121-1126.
3）Drilon A, *et al. Lancet Oncol* 2020; 21: 261-270.
4）エヌトレクチニブ 添付文書.
5）Planchard D, *et al. Lancet Oncol* 2016; 17: 984-993.
6）ダブラフェニブ 添付文書.
7）トラメチニブ 添付文書.
8）日本肺癌学会バイオマーカー委員会. 肺癌患者における *MET*ex14 skipping 検査の手引き第1版. 2020年.
9）Paik PK, *et al. N Engl J Med* 2020; 383: 931-943.
10）テポチニブ 添付文書.
11）Wolf J, *et al. N Engl J Med* 2020; 383: 944-957.
12）カプマチニブ 添付文書.
13）日本肺癌学会バイオマーカー委員会. 肺癌患者における *RET* 融合遺伝子検査の手引き第1版. 2022年.
14）Drilon A, *et al. N Engl J Med* 2020; 383: 813-824.
15）セルペルカチニブ 添付文書.
16）日本肺癌学会. 肺癌診療ガイドライン 2022年版.
17）Paz-Ares L, *et al. Ann Oncol* 2019；30（suppl 2）：ii48-49.
18）Drilon A, *et al. JCO Precis Oncol* 2022; 6: e2100418.
19）ラロトレクチニブ 添付文書.
20）Skoulidis F, *et al. N Engl J Med* 2021；384：2371-2381.
21）ソトラシブ 添付文書.

18 ベバシズマブ（アバスチン®、ベバシズマブBS）

▶YouTube 動画

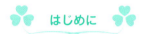
はじめに

がんは増殖・転移するときに**栄養血管の形成**を必要とします。**栄養血管を退縮させ、がんへの栄養補給を断つ**ことを目的に開発されたのが**血管新生阻害薬**です。ベバシズマブ（Bev）（アバスチン®など）は1番目に承認された**血管新生阻害薬**です。

Bev の作用機序

血管内皮増殖因子(VEGF) が新生血管の増生を促進させ、がんへの栄養血管が作られます（図 3-18-1 A）。Bev は**抗 VEGF 抗体**です。抗 VEGF 抗体によって VEGF が作用しなくなり、**新生血管は退縮**します（図 3-18-1 B）[1-3]。この結果、がん細胞の増殖・転移が抑えられます。また、もろい血管構造が正常化し、**他の抗がん薬ががん病巣に到達しやすくなる**という面もあります。さらに**脈管構造の正常化**と**血管透過性の低減**が起こり[4]、**胸水貯留症例への効果**が期待されます。

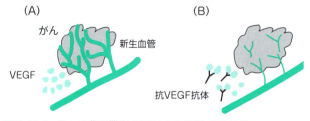

図 3-18-1　Bev の作用機序（文献 1-3 を参考に筆者作成）

Bev の臨床試験

■ E4599 試験

　局所進行または再発のⅢ B、Ⅳ期の非扁平上皮 NSCLC の 1 次治療において、**CBDCA ＋ PTX 群**と **CBDCA ＋ PTX ＋ Bev 群**とを比較しました [5]。主要評価項目の **OS 中央値**は CBDCA ＋ PTX ＋ Bev 群で 12.3 か月、CBDCA ＋ PTX 群で 10.3 か月と、**CBDCA ＋ PTX ＋ Bev 群で有意に延長**しました（HR 0.79、95% CI 0.67-0.92、p=0.003）。**PFS 中央値**は CBDCA ＋ PTX ＋ Bev 群で 6.2 か月、CBDCA ＋ PTX 群で 4.5 か月と、**CBDCA ＋ PTX ＋ Bev 群で有意に延長**しました（HR 0.66、95% CI 0.57-0.77、p<0.001）。

Bev の用法用量・主な副作用

　他の抗悪性腫瘍剤との併用において、通常、成人には Bev として 1 回 15mg/kg を点滴静注します。投与間隔は 3 週間以上必要です [6]。

　時に致命的な**喀血・血痰**をきたすことがあります。特に**リスクが高いのは扁平上皮がん**であり、**使用禁忌**です。また、**気道表面に血管が増生**するようながんや**血管に浸潤**しているようながんも**禁忌**です。

　その他の主な副作用は、鼻出血、**高血圧、蛋白尿、神経毒性、食欲減退、悪心、口内炎、下痢、嘔吐、便秘、肝機能異常、脱毛症、発疹、関節痛、疲労・倦怠感**などで、**ILD は起こしくい（0.4%）**です [6]。

　なお、Bev はアバスチン®が先発品ですが、現在数社から**バイオシミラー（BS）**が発売されています。

用 語 解 説

バイオシミラー（BS）
　日本で新薬承認された**バイオ医薬品と同等 / 同質の品質・安全性・有効性を有する医薬品**として、**異なる製造販売業者により開発**された医薬品のことです。先行バイオ医薬品の**特許期間が失効し、再審査期間が満了した後**に発売されます。

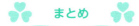
まとめ

- Bev は**抗 VEGF 抗体**である。
- VEGF による**血管新生を抑える**ことで、腫瘍の**栄養血管の退縮、血管構造の正常化、血管透過性の改善**などが期待される。
- **E4599 試験**で非扁平上皮 NSCLC において、CBDCA+PTX に Bev を上乗せすることで **OS、PFS の延長**が認められた。
- 出血、高血圧、蛋白尿などに注意が必要であり、**扁平上皮がんには禁忌**である。

【参考文献】
1) Baluk P, *et al. Curr Opin Genet Dev* 2005; 15: 102-111.
2) Willett CG, *et al. Nat Med* 2004; 10: 145-147.
3) O'Connor JP, *et al. Clin Cancer Res* 2009; 15: 6674-6682.
4) Prager GW, *et al. Mol Oncol* 2010; 4: 150-160.
5) Sandler A, *et al. N Engl J Med* 2006; 355: 2542-2550.
6) Bev 添付文書.

19 ラムシルマブ（サイラムザ®）

▶ YouTube 動画

はじめに

ラムシルマブ（RAM）（サイラムザ®）は2番目に承認された血管新生阻害薬です。

RAMの作用機序

血管内皮増殖因子(VEGF)が新生血管の増生を促進させ、がんへの栄養血管が作られます（図3-19-1 A）。VEGFには結合する受容体（VEGFR-2）があります。**RAMはVEGFR-2に対する抗体**であり、VEGFが働かないようにすることで**腫瘍血管新生を阻害**すると考えられます[1]（図3-19-1 B）。この結果、がん細胞の増殖・転移が抑えられます。また、**血管構造の正常化**や、**血管透過性の低減**も期待されます。

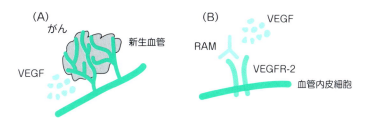

図3-19-1　RAM作用機序（文献1を参考に筆者作成）

RAM の臨床試験

■ REVEL 試験

プラチナ製剤併用療法後に増悪したIV期 NSCLC において、**RAM ＋ DOC と DOC（当時の 2 次治療の標準薬）を比較した多施設二重盲検ランダム化第Ⅲ相試験**です [2]。主要評価項目の **OS 中央値**は RAM ＋ DOC 群で 10.5 か月、DOC 群で 9.1 か月と、**RAM ＋ DOC 群で有意に延長**しました（HR 0.86、95% CI 0.75-0.98、p=0.023）。**PFS 中央値**は RAM ＋ DOC 群で 4.5 か月、DOC 群で 3.0 か月と、**RAM ＋ DOC 群で有意に延長**しました（HR 0.76、95% CI 0.68-0.86、p<0.0001）。

■ RELAY 試験

未治療 *EGFR* 変異（exon 19 欠失 or L858R）NSCLC において、**1 次治療で RAM ＋ ERL と ERL を比較**しました [3]。主要評価項目の **PFS 中央値**は RAM ＋ ERL 群で 19.4 か月、ERL 群で 12.4 か月と、**RAM ＋ ERL 群で有意に延長**しました（HR 0.59、95% CI 0.49-0.76、p<0.0001）。

日本人サブセット解析が行われています [4]。*EGFR* **exon 19 欠失**では **PFS 中央値**は RAM ＋ ERL 群 16.6 か月、ERL 群 12.5 か月（HR 0.701、95% CI 0.424-1.159）と、**有意差なし**でした。一方、*EGFR* **L858R 変異**では RAM ＋ ERL 群 19.4 か月、ERL 群 10.9 か月（HR 0.514、95% CI 0.317-0.835）と、**RAM ＋ ERL 群で有意に延長**しました。RAM ＋ ERL は特に *EGFR* **L858R 変異での優位性**が示唆されます。

RAM の用法用量・主な副作用

DOC との併用において、通常、成人には 3 週間に 1 回、RAM として 1 回 10mg/kg を点滴静注します（REVEL 試験）[5]。

ERL または GFB との併用において、通常、成人には 2 週間に 1 回、RAM として 1 回 10mg/kg を点滴静注します（RELAY 試験）[5]。

RAM は血管新生阻害薬ですが、**BEV とは異なり扁平上皮肺がんでも使用可能**です。ただし、**喀血、血痰、消化管出血には当然要注意**です。逆に**重篤な動脈血栓塞栓症**が起こった例が報告されています。使い続けていくうちに**蛋白尿、腎機能障害**が進むことが多く、**定期的な尿検査**が不可欠です。

その他の主な副作用は、**下痢、高血圧、頭痛、血小板減少症**などで、ILD は起こしにくい（1.2％）です[5]。また、RAM + DOC 療法では**発熱性好中球減少症（FN）が高率に起こる**ため、持続型 G-CSF 製剤（ジーラスタ[R]）を 1 次予防として投与します。

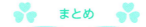

- RAM は、**抗 VEGFR-2 抗体**である。
- REVEL 試験では**進行 NSCLC の 2 次治療**で、RAM+DOC は DOC よりも**有意に OS を延長**した。**FN に特に注意が必要**である。
- RELAY 試験では *EGFR* 変異陽性 NSCLC の 1 次治療で、特に *EGFR* L858R 変異において RAM + ERL は ERL よりも**有意に PFS を延長**した。**蛋白尿、高血圧に特に注意**が必要である。

【参考文献】
1) Krupitskaya Y, *et al. Curr Opin Investig Drugs* 2009 ;10: 597-605.
2) Garon EB, *et al. Lancet* 2014;384: 665-673.
3) Nakagawa K, *et al. Lancet Oncol* 2019; 20: 1655-1669.
4) Nishio M, *et al. JTO Clin Res Rep* 2021; 2: 100171.
5) RAM 添付文書.

> コラム

▶ YouTube 動画

抗がん薬が効きすぎるのも問題！？

　肺がんに対して抗がん薬を使う際には、できる限りがんが小さくなった方がいいと考えるのが普通ですが、例外もありますので紹介します。

①気管支食道瘻
　左主気管支と胸部食道はかなり距離が近いです。左主気管支の背側にできた肺がんが、左主気管支および食道に浸潤している状況で診断された場合、抗がん薬が奏効しすぎることで気管支食道瘻が形成されてしまうことがあります。抗がん薬が奏効することでがん組織が壊死を起こすためです。こうなると、食物残渣が気管支に垂れ込んで誤嚥性肺炎を起こすリスクが高くなります。場合により、食道内ステント、気管支内ステントの留置が必要ですが、完全に気管支食道瘻を塞ぐことは困難であり、絶食の上で高カロリー輸液にて栄養補給することも検討します。上記部位に肺がんができた場合には、治療開始前に気管支鏡で気管支粘膜の状態を確認しておくことが望まれます。また、できれば胃カメラで食道粘膜も観察しておくことが望まれます。

②肺嚢胞壁にできた肺がん
　肺嚢胞の壁ががんで置き換わっているような場合、抗がん薬でがんが縮小することで肺嚢胞が破綻し、気胸を起こすことがあります。もともと脆弱ながん組織に孔が空いてしまうわけで、この気胸の治療は難渋することが多く、場合により内視鏡下手術（VATS）による肺嚢胞切除術を要することもあります。その間、肺がんの治療はストップしてしまいます。肺嚢胞壁に肺がんが発生した場合、治療によるがん縮小で気胸が起こる可能性を考えておく必要があります。

第4章

肺がん診療の Tips

1 抗がん薬の効果判定

▶ YouTube 動画

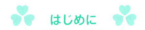
はじめに

　肺がん患者さんは**十人十色**です。**一人として同じ患者さんはいません**。診療ガイドラインはあくまで**多くの群に当てはまることを期待**して作成されていますが、**目の前の患者さんに必ずしも当てはまるかはわかりません**。

抗がん薬の効果は、どのように判定するか

※ここでは、手術や放射線治療は含まず、抗がん薬の効果判定を想定して解説します。

　肺がんの中には、例えば悪性胸水があっても**原発巣がはっきりしない場合**があります。そのような場合、**腫瘍マーカーの推移**や**胸水の減少**などで効果を判断せざるをえないことがあります。

　しかし、多くの場合は **CT で測定可能な原発巣**が存在します。このような場合、**CT で抗がん薬の効果を判断**することになりますが、「なんとなく小さくなった」とか「少し大きくなっている」といった**主観的な評価を避け**、できるだけ**客観的に治療効果を判定する世界共通の方法**があります。抗がん薬の効果は、表 4-1-1 のように判定します。がんの大きさが治療前と比べてどうなったかで判定します（図 4-1-1 ～図 4-1-4）[1,2]。

表 4-1-1　Response Evaluation Criteria in Solid Tumors（RECIST）ver1.1

CR	Complete Response	完全奏効	→図 4-1-1
PR	Partial Response	部分奏効	→図 4-1-2
SD	Stable Disease	安定	→図 4-1-4
PD	Progressive Disease	進行	→図 4-1-3

図 4-1-1　CR（完全奏効）
病変が画像上、指摘できない状態。

図 4-1-2　PR（部分奏効）
病変の径和（長径＋短径）が 30％以上減少。図 4-1-2 では 5cm が 3cm に減少（40％減少）。

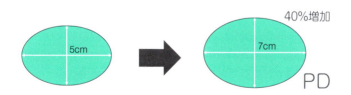

図 4-1-3　PD（進行）
病変の径和（長径＋短径）が経過中の最小の径和に比べ、20％以上増加かつ径和の絶対値が 5 mm 以上増加。図 4-1-3 では 5cm が 7cm に増加（40％増加）。

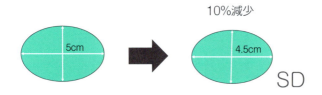

図 4-1-4　SD（安定）
PR にも PD にも当てはまらない。図 4-1-4 では 5cm が 4.5cm に減少（10%減少）。

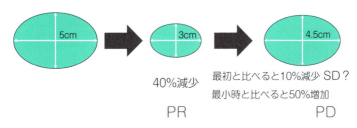

図 4-1-5　いったん縮小した後に増大

では、図 4-1-5 の場合は、どうなるでしょうか。

最初は径和 5cm だった腫瘍が 3cm になったので（40%減少）、PR と判定します。その後、抗がん薬が効かなくなって径和 4.5cm に増大した場合、**最初の 5cm と比べるとまだ 10%減少しているので SD** でしょうか。正解は、**経過中の最小の径和が 3cm なのでそれと比較すると 4.5cm は 50%増加しているので PD** という判定になります。

RECIST ver1.1 の原著論文には、「RECIST は、臨床試験および日常診療の双方の使用目的に適用できるが、**治療継続の決定を目的とした使用は本ガイドラインの主旨ではない**」と記載されています[1,2]。**臨床試験ではない日常の患者管理**においては、「**臨床的な改善**」と「**客観的な腫瘍縮小効果**」は**区別する方が適切**であろうとも記載されています[1,2]。

RECIST は主に臨床試験において**抗がん薬の治療効果の評価**に用いられるものです。実臨床でも使用可能ですが、**臨床効果は RECIST による評価に加え、臨床的な改善も含めて総合的に判断**することがポイントです。

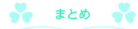

- 抗がん薬の効果は、**RECIST 基準**で判定する。
- 測定可能病変は、**CR（完全奏効）、PR（部分奏効）、SD（安定）、PD（進行）**のいずれかを判断する。
- 臨床効果は、**RECIST 評価**に加えて**臨床的な改善**も含めて**総合的に判断**する。

【参考文献】
1) Eisenhauer EA, *et al. Eur J Cancer* 2009; 45: 228-247.
2) 固形がんの治療効果判定のための新ガイドライン（RECIST ガイドライン）改訂版 version 1.1 日本語訳 JCOG 版 ver.1.0. 2010.

2 抗がん薬による骨髄抑制への対処

▶YouTube 動画
①骨髄抑制
②白血球減少
③赤血球減少
④血小板減少

①

②

③

④

はじめに

　殺細胞性の抗がん薬は正常細胞の DNA 複製も阻害します。正常細胞のうち、**細胞分裂の盛んなものが特にダメージ**を受けます。代表的な部位が**骨髄**です。ここでは、骨髄抑制で起こる**白血球減少・赤血球減少・血小板減少**について解説します。

白血球減少への対処

　白血球が減少すると**感染防御力が低くなり**、感染が起こりやすくなります。特に**好中球は細菌感染防御に重要な役割**を果たします。白血球減少の結果、**普通の人には問題とならないような弱毒菌による感染（日和見感染）** が起こり、時として致命的になる可能性もあります。

　抗がん薬投与後、7 〜 10 日目頃から**白血球が減り始め**、10 〜 14 日目頃**に最低になり、3 週間くらいで回復**してきます。抗がん薬の回数（クール数）が増えると**骨髄へのダメージが蓄積**して、白血球減少の減り始める時期も早くなり、またその程度もひどくなってきます。

　白血球の正常値は 4,000 〜 9,000/mm^3 程度で、**白血球の寿命は約 2 週間程度**です。白血球分画別正常値は表 4-2-1 のとおりです。

白血球減少の**グレード（程度）**は、**有害事象共通用語規準（CTCAE）**により、世界標準で規定されています[1]。CTCAE v5.0 日本語訳 **JCOG 版**として公表されています（**表 4-2-2**）[2]。

表 4-2-1　白血球分画別の正常値

好中球	45 〜 65%
リンパ球	30 〜 45%
単球	4 〜 10%
好酸球	1 〜 5%
好塩基球	0 〜 1%

表 4-2-2　白血球減少の重症度

グレード	白血球値
Grade1	$3,000 〜 LLN/mm^3$
Grade2	$2,000 〜 2,999/mm^3$
Grade3	$1,000 〜 1,999/mm^3$
Grade4	$< 1,000/mm^3$
Grade5	―

LLN: lower limit of normal（施設）基準値下限

（CTCAE v5.0 日本語訳 JCOG 版. 2017）

■　発熱性好中球減少症（febrile neutropenia；FN）

　好中球減少時の発熱性疾患を「**発熱性好中球減少症（FN）**」と呼びます。FN は **37.5℃以上の体温**であることと、**好中球が $500/mm^3$ 未満**あるいは**$1,000/mm^3$ 未満で 48 時間以内に $500/mm^3$ 未満に下がると予想される場合**を指します。重篤な感染症を引き起こす可能性もあるため、**事前に防ぐこと**が大切です[3]。**G-CSF（granulocyte-colony stimulating factor；顆粒球コロニー形成刺激因子）**を投与します。G-CSF は、**骨髄での好中球の分化・増殖を促進する作用**や**好中球機能亢進作用**、**好中球に対する抗アポトーシス作用**を有します[3]。

　通常、**CTCAE によるグレードで好中球数を評価**します（**表 4-2-3**）[2]。

第 **4** 章　肺がん診療の Tips

② 抗がん薬による骨髄抑制への対処

表 4-2-3　好中球減少の重症度

グレード	好中球値
Grade1	$1,500 \sim LLN/mm^3$
Grade2	$1,000 \sim 1,499/mm^3$
Grade3	$500 \sim 999/mm^3$
Grade4	$< 500/mm^3$
Grade5	—

(CTCAE v5.0 日本語訳 JCOG 版. 2017)

■ G-CSF 製剤

G-CSF 製剤には、レノグラスチム（ノイトロジン®）、フィルグラスチム（グラン®）があります。

通常、がん化学療法により**好中球数 1,000/mm^3 未満で発熱**（原則として 38℃以上）、あるいは**好中球数 500/mm^3 未満**の時点から投与します[3]。**次のクール**で同じレジメンを施行する場合は、**好中球数 1,000/mm^3 未満**が観察された時点から開始します[3]。

ペグフィルグラスチム（ジーラスタ®）は、フィルグラスチムを**ペグ化して長時間作用するように改良**したものです。1 クールにつき 1 回、**1 次予防（白血球減少をあらかじめ予防）**する意味で使用します[3]。肺がん領域では、**RAM ＋ DOC 療法時**によく使用します。

■ 抗菌薬投与

FN 時には抗菌薬を投与します。一方、好中球が減っていても発熱していない場合は、**高リスクの場合は予防的なフルオロキノロン投与、低リスクの場合はルーチンの投菌薬予防投与は推奨しない**とされます[4]。

赤血球減少への対処

赤血球はヘモグロビン（Hb）と酸素を結合させて、**体のすみずみに酸素を運ぶ役割**をします。Hb が減少すると、**動悸、息切れ、だるさ、めまい、頭痛**などの症状が起こります。血液は**体重の 13 分の 1 程度**（50kg な

ら 4L 程度）です。**赤血球の正常値は 400 〜 500 万 /mm³ 程度です。**また **Hb の正常値は男性 13 〜 16g/dL、女性 12 〜 15g/dL 程度です。赤血球の寿命は 120 日（4 か月）程度です。**赤血球が減少する理由は、表 4-2-4 のとおりです。

抗がん薬を開始しても、**赤血球は寿命が白血球や血小板より長いため、抗がん薬投与後 2 週間〜 1 か月以降に減少してきます。**

表 4-2-4　赤血球減少の原因

産生の減少	抗がん薬、再生不良性貧血など
破壊の亢進	溶血性貧血、脾臓機能の異常など
疾患によるもの	がん、腎機能低下、慢性感染など
出血による喪失	外傷、消化管出血など

■　**貧血の重症度**

通常、**CTCAE によるグレードで Hb を評価します**（表 4-2-5）[2]。

表 4-2-5　貧血の重症度

グレード	ヘモグロビン値
Grade1	10 〜 LLN g/dL
Grade2	8 〜 9.9 g/dL
Grade3	< 8 g/dL
Grade4	生命を脅かす、緊急処置を要する
Grade5	死亡

(CTCAE v5.0 日本語訳 JCOG 版. 2017)

■　**抗がん薬による貧血への対処**

好中球減少には G-CSF 製剤が使えます。では、赤血球を増やす薬はないのでしょうか。**エリスロポエチン**という因子で赤血球産生が促進され、薬も存在します（エポジン®など）。しかし、エリスロポエチンは**腎性貧血など**が適応で抗がん薬による貧血には使えません。実際には **Grade3 以上の貧**

第 4 章　肺がん診療の Tips

② 抗がん薬による骨髄抑制への対処

171

血では、**赤血球濃厚液の輸血を検討**することになります。

血小板減少への対処

　正常な場合、流血中では血小板は働かず、血栓はできません。**出血した際に血小板が血栓の形成に中心的な役割**を果たし、血管壁が損傷した場所に集合してその傷口をふさぎ（**血小板凝集**）、**止血する作用**を持ちます。**血小板の正常値は 15 ～ 45 万 /mm^3 程度**で、**血小板の寿命は 8 ～ 12 日程度**です。

　血小板減少の原因としては、表 4-2-6 が挙げられます。

表 4-2-6　血小板減少の原因

産生の減少	白血病、再生不良性貧血、抗がん薬など
破壊の亢進	播種性血管内凝固症候群（DIC）など
疾患によるもの	特発性血小板減少性紫斑病（ITP）など
薬剤によるもの	アスピリンなど

■ 血小板減少の重症度

　通常、**CTCAE によるグレードで血小板数を評価**します（表 4-2-7）[2]。

　血小板を増やす薬は今のところありません。**Grade4 以上の血小板減少では濃厚血小板製剤を検討**します。

表 4-2-7　血小板減少の重症度

グレード	血小板値
Grade1	75,000 ～ LLN/mm^3
Grade2	50,000 ～ 74,999/mm^3
Grade3	25,000 ～ 49,999/mm^3
Grade4	< 25,000/mm^3
Grade5	―

(CTCAE v5.0 日本語訳 JCOG 版. 2017)

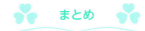

まとめ

- 抗がん薬による**骨髄抑制**にはしっかり対応する必要がある。
- **白血球**の寿命は約 2 週間。特に**好中球減少**時には、**G-CSF 製剤**を適切に使用する。**FN 時には抗菌薬**を併用する。**RAM+DOC 施行時には 1 次予防でジーラスタ**®を検討する。
- **赤血球**の寿命は約 120 日。抗がん薬 3 〜 4 クール施行後に減ってくることが多い。**Grade3 以上で濃厚赤血球製剤**を検討する。
- **血小板**の寿命は約 8 〜 12 日。**Grade4 以上で濃厚血小板製剤**を検討する。

【参考文献】
1) National Institutes of Health. CTEP. CTCAE v5.0. 2017.
2) 有害事象共通用語規準（CTCAE）v5.0 日本語訳 JCOG 版．2017.
3) 日本癌治療学会（編）．G-CSF 適正使用ガイドライン改訂第 2 版．金原出版．2022.
4) 日本臨床腫瘍学会（編）．発熱性好中球減少症 (FN) 診療ガイドライン改訂第 2 版．南江堂．2017.

3 抗がん薬による吐き気・嘔吐への対処

▶YouTube 動画

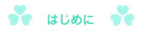
はじめに

　殺細胞性の**抗がん薬の副作用で一番つらいのが吐き気・嘔吐**だと思います。抗がん薬による吐き気・嘔吐への対処について、解説していきます。

吐き気・嘔吐の起こるメカニズム

　上部消化管から**セロトニン（5-HT3 受容体）、サブスタンス P（NK1 受容体）**を介して、**迷走神経求心路**から**延髄の嘔吐中枢**に吐き気の信号が届きます。また、**第 4 脳室の化学受容器引金帯（CTZ）**からも**セロトニン、サブスタンス P、ドパミン（ドパミン D2 受容体）**を介して、信号が**延髄の嘔吐中枢**に届きます。この結果、吐き気が生じます。そして、延髄の嘔吐中枢から**迷走神経、横隔膜神経、脊髄神経**などの**遠心路**を経て嘔吐が生じます（**図 4-3-1**）[1]。

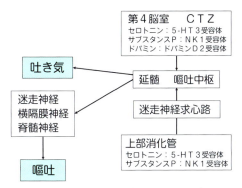

図 4-3-1　吐き気・嘔吐の起こるメカニズム

(日本癌治療学会．がん診療ガイドラインを参考に筆者作成)

吐き気・嘔吐の発現時期による分類

吐き気・嘔吐の発現時期による分類は表 4-3-1 のとおりです[1]。

表 4-3-1　吐き気・嘔吐の発現時期による分類

急性の吐き気・嘔吐	投与後 24 時間以内に出現する
遅発性の吐き気・嘔吐	24 時間後から約 1 週間程度持続する
突出性の吐き気・嘔吐	制吐薬の予防投与にもかかわらず発現する
予期性の吐き気・嘔吐	抗がん薬のことを考えただけで誘発される

(日本癌治療学会．がん診療ガイドラインを参考に筆者作成)

抗がん薬による吐き気の頻度による分類

　抗がん薬による吐き気の頻度による分類は表 4-3-2 のとおりです。また、それぞれの抗がん薬の吐き気リスクは表 4-3-3 のとおりです [1]。

表 4-3-2　抗がん薬による吐き気の頻度による分類

高度（催吐性）リスク	high emetic risk	90%を超える患者に発現
中等度（催吐性）リスク	moderate emetic risk	30 ～ 90%の患者に発現
軽度（催吐性）リスク	low emetic risk	10 ～ 30%の患者に発現
最小度（催吐性）リスク	minimal emetic risk	発現しても 10%未満

（文献 1 を参考に筆者作成）

表 4-3-3　肺がんの抗がん薬の吐き気リスク

吐き気のリスク	抗がん薬
高度リスク	シスプラチン
中等度リスク	カルボプラチン・イリノテカン・アムルビシンなど
軽度リスク	エトポシド・ゲムシタビン・ドセタキセル・パクリタキセル・パクリタキセル（アルブミン懸濁型）・ペメトレキセド・オシメルチニブ・エルロチニブ・アレクチニブなど
最小度リスク	イピリムマブ・ニボルマブ・ペムブロリズマブ・アテゾリズマブ・デュルバルマブ・ビノレルビン・ベバシズマブ・ラムシルマブなど

（文献 1 を参考に筆者作成）

吐き気の重症度

　吐き気は CTCAE で分類し、重症度は表 4-3-4 のとおりです [2]。

表 4-3-4　吐き気の重症度

Grade1	摂食習慣に影響のない食欲低下
Grade2	顕著な体重減少、脱水または栄養失調を伴わない経口摂取量の減少
Grade3	カロリーや水分の経口摂取が不十分；経管栄養 /TPN/ 入院を要する

(CTCAE v5.0 日本語訳 JCOG 版を参考に筆者作成)

嘔吐の重症度

嘔吐は CTCAE で分類し、重症度は表 4-3-5 のとおりです[2]。

表 4-3-5　嘔吐の重症度

Grade1	治療を要さない
Grade2	外来での静脈内輸液を要する；内科的治療を要する
Grade3	経管栄養 /TPN/ 入院を要する
Grade4	生命を脅かす
Grade5	死亡

(CTACE v5.0 日本語訳 JCOG 版を参考に筆者作成)

急性の吐き気・嘔吐への対処

■ 高度催吐性リスクの抗がん薬への対処

十分に制吐薬を併用します。**NK1 受容体拮抗薬（アプレピタント経口 or ホスアプレピタント点滴静注）、5-HT3 受容体拮抗薬（グラニセトロン点滴静注）、デキサメタゾン 9.9mg 静注（もしくは 12mg 経口）を併用します**[1]。

■ 中等度催吐性リスク抗がん薬への対処

5-HT3 受容体拮抗薬（グラニセトロン点滴静注）、デキサメタゾン 9.9mg 静注（もしくは 12mg 経口）を併用します[1]。

■ 軽度催吐性リスク抗がん薬への対処

デキサメタゾン 3.3 ～ 6.6mg 静注（もしくは 4 ～ 8mg 経口）します[1]。

■ 最小度催吐性リスク抗がん薬への対処

基本的に制吐薬は不要です[1]。

遅発性の吐き気・嘔吐への対処

■ 高度催吐性リスク抗がん薬への対処

急性嘔吐の対処が不十分なときに起こりやすいとされます。**NK1 受容体拮抗薬（アプレピタント）とデキサメタゾンを併用**します[1]。

■ 中等度催吐性リスク抗がん薬への対処

デキサメタゾンを単独で使用します。肝炎などでデキサメタゾンが使用できない場合は、**5-HT3 受容体拮抗薬**を用いることもあります。症例に応じて**アプレピタントとデキサメタゾンを併用**（CBDCA 使用例など）、もしくは**5-HT3 受容体拮抗薬、アプレピタントを単独**で使用することもあります[1]。

■ 軽度・最小度催吐性リスク抗がん薬への対処

一般的には、**制吐薬は推奨されません**[1]。

突出性の吐き気・嘔吐への対処

一般原則は、**作用機序の異なるその他の制吐薬を追加投与**します。

元々の吐き気止めとして 5-HT3 受容体拮抗薬が多く用いられているので、**ドパミン受容体拮抗薬**〔メトクロプラミド（プリンペラン®）、**ハロペリドール**（セレネース®）〕、**副腎皮質ステロイド**〔デキサメタゾン（デカドロン®）〕、**ベンゾジアゼピン系抗不安薬**〔ロラゼパム（ワイパックス®）、**アルプラゾラム**（コンスタン®）〕などを追加します。

次回の抗がん薬投与時には、一段上の吐き気止め対策を行います。抗がん薬による吐き気か、**他の原因による吐き気か、鑑別する必要**があります。程度によっては、**抗がん薬を減量・変更**します[1]。

予期性の吐き気・嘔吐への対処

　がん薬物療法施行時の急性および遅発性嘔吐を起こさせないこと、つまり、**患者に吐き気・嘔吐を経験させない**ことが重要です[1]。

　予期性の吐き気・嘔吐に対しては、**ベンゾジアゼピン系抗不安薬**が有効です。**予期性の吐き気・嘔吐の予防にロラゼパム**（ワイパックス®）[3]、**予期性の吐き気の予防にアルプラゾラム**（コンスタン®、ソラナックス®）[4] が有効です。**使用を続けるうちに効果が減弱する傾向**があります。ベンゾジアゼピン系抗不安薬を数か月以上にわたって連続使用した場合は、**漸減した上で中止**します。

　吐き気の誘因となる強い匂いは避けるようにし、**最初の治療時から十分な吐き気止め**を使用することが重要です。

TPN（total parenteral nutrition：中心静脈栄養）

食事がとれないような吐き気・嘔吐に対して、**中心静脈から高カロリー輸液**を行うことで栄養を補給する方法です。中心静脈は右心房に近い上大静脈、下大静脈のことで、高カロリー輸液でもすばやく希釈されて問題なく投与することができます。穿刺部位は、**内頚静脈、鎖骨下静脈、大腿静脈、肘静脈**になります。

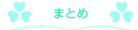

- 抗がん薬は、**催吐リスクで高度・中等度・軽度・最小度**に分類される。
- **急性**の吐き気・嘔吐には、催吐リスクに応じて **NK1 受容体拮抗薬、5-HT3 受容体拮抗薬、ステロイド**を使用する。
- **遅発性**の吐き気・嘔吐には、催吐リスクに応じて **NK1 受容体拮抗薬、ステロイド**を使用する。
- **突出性**の吐き気・嘔吐には、**作用機序の異なる他の制吐薬を追加する**。
- **予期性**の吐き気・嘔吐には、**ベンゾジアゼピン系抗不安薬**が有効である（**依存性に注意**）。

【参考文献】
1) 日本癌治療学会．制吐薬適正使用ガイドライン第2版一部改訂版（ver.2.2）．金原出版．2018.
2) 有害事象共通用語規準（CTCAE）v5.0 日本語訳 JCOG 版．2017.
3) Malik IA, et al. Am J Clin Oncol 1995; 18: 170-175.
4) Razavi D, et al. J Clin Oncol 1993; 11: 1384-1390.

【追記】日本癌治療学会『制吐薬適正使用ガイドライン』2023年10月改訂 第3版（金原出版）では、高度催吐性リスク抗がん薬の悪心・嘔吐予防として、3剤併用療法へのオランザピンの追加・併用が推奨されています。

コラム

beyond PD

　抗がん薬による効果判定は、CR（完全奏効）、PR（部分奏効）、SD（安定）、PD（進行）で判断します。通常、PD と判定されるのは抗がん薬の効果がなくなったことを意味します。

　PD となれば、その抗がん薬を使い続けてもがんは増大する可能性が高く、別の抗がん薬に切り替えるのが普通です。しかし、PD となっても抗がん薬を使い続けることもあり、それを「beyond PD」といいます。

　beyond PD を行う理由としては、以下のようなものがあります。

①他に有効な抗がん薬がないため、「使わないよりは使い続ける」方ががんの増殖スピードが遅いことを期待する。
②特に分子標的薬で治療を中断すると、がんが急激に増大（**disease flare**）することがある。

　実臨床で beyond PD するかの判断材料としては、以下の通りです。これらを総合して、beyond PD を行うかを決定します。
　①患者さんの全身状態（これ以上の治療に耐えられるか？）
　②その抗がん薬の副作用が許容範囲か？
　③その抗がん薬の他に有効な抗がん薬があるか？
　④ disease flare のリスク

4 抗がん薬による間質性肺炎への対処

▶ YouTube 動画

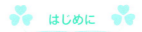
はじめに

抗がん薬の副作用で**時に致死的になるのが間質性肺炎**です。**頻度は数％以下ですが早期発見がとても重要**です。

間質性肺炎とは

肺の間質に炎症、そして線維化が起こっている状態（図 4-4-1）で、「肺炎」とありますが、感染症ではありません。

英語名は interstitial pneumonia（IP）です。同義語に**間質性肺疾患 (ILD: interstitial lung disease)** などがあります。

IP は ATS/ERS の分類[1]による特発性間質性肺炎（IIPs: idiopathic interstitial pneumonias）の疾患のみを指すのに対し、ILD は肺間質に病変をもつ疾患すべてを包含する（薬剤性肺炎を含む）ため[2]、以降は ILD で話を進めます。

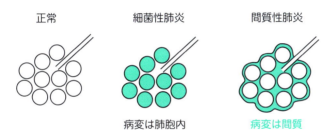

図 4-4-1　間質性肺炎のイメージ

ILD の原因

ILD が起きる原因がわかっているものと原因不明のものがあり、表 4-4-1 にまとめました。

表 4-4-1　ILD の原因

原因がわかっているもの	・膠原病（皮膚筋炎・多発性筋炎・強皮症・関節リウマチなど） ・アスベストなどの塵肺 ・薬剤性〔抗がん薬・抗リウマチ薬・インターフェロン製剤・漢方薬・解熱消炎鎮痛薬（アスピリン、サリチル酸など）・抗生物質・抗不整脈薬（アミオダロンなど）・総合感冒薬など〕 ・放射線　　　　　　　　　　　　　　　　　　など
原因不明のもの	特発性間質性肺炎（IIPs）

薬剤性間質性肺炎の疫学

様々な薬剤で ILD が生じますが、日本での薬剤性肺炎の割合は**抗悪性腫瘍薬が 55.9%と最多（分子標的薬が原因は 24.2%）**で、次いで**抗リウマチ薬 13.3%、漢方薬 10.3%**などです。**喫煙歴のある中高年男性**に多く、**薬剤投与開始後 90 日以内に発症**することが多いですが、時間が経ってから発症することもあるので要注意です[3]。

ILD の症状

乾性咳嗽（痰の出ない咳）、呼吸困難、発熱ですが、3 つとも出るとは限りません。咳だけのこともあります。

薬剤性 ILD の重症度

薬剤性 ILD の重症度は表 4-4-2 のとおりです[4]。

表 4-4-2　薬剤性 ILD の重症度

Grade1	症状がない	臨床所見または検査所見のみ	治療を要さない
Grade2	症状がある	内科的治療を要する	身の回り以外の日常生活動作の制限
Grade3	高度の症状	身の回りの日常生活動作の制限	酸素投与を要する
Grade4	生命を脅かす	緊急処置を要する	例：気管切開や気管内挿管
Grade5	死亡	―	―

(CTCAE v5.0 日本語訳 JCOG 版を参考に筆者作成)

重症度別の実際の対処

　一般論として、重症度別の実際の対処は以下のとおりです。
・**Grade1（無症状、CT の異常のみ）**は、**慎重に経過観察**します。
・**Grade2** は、**薬剤を休薬**し、**プレドニゾロン 1～2mg/kg/ 日**を開始します。
・**Grade3 以上**は、**薬剤を永久に中止**し、**プレドニゾロン 1～4 mg/kg/ 日をただちに開始**します。また**必要に応じて増量や他の免疫抑制薬を追加**します。

薬剤性 ILD を疑った際の検査

　抗がん薬を投与している患者さんの SpO_2 が**普段より低下**している場合、あるいは**発熱・咳・呼吸困難**がある場合は、採血検査（**WBC・CRP・LDH・KL-6**）、胸部 X 線／ CT で新たな異常陰影〔**すりガラス陰影（GGO）・consolidation・網状陰影・蜂巣肺**〕の有無を確認します。

薬剤性 ILD の画像パターン

　多くは**両側性、非区域性の分布**を示します [3,5]。

第 4 章　肺がん診療の Tips

④ 抗がん薬による間質性肺炎への対処

183

- びまん性肺胞障害（DAD）：**最重症**であり、**時に致死的**になります。滲出期には**広範に** GGO〜consolidation を認めます。**器質期〜線維化期**になると、**構造改変（肺容量の減少）**が起こり、**牽引性気管支拡張・線維化陰影**を認めます。**ステロイドへの反応は不良**です。
- 過敏性肺炎（HP）類似型：広範な GGO〜網状陰影を認めますが、**牽引性気管支拡張などは認めません。ステロイドへの反応は良好**です。
- 器質化肺炎（OP）類似型：consolidation **が主体**で、**陰影内部が GGO、辺縁部が濃厚陰影（reverse halo sign）**を呈することもあります。**ステロイドへの反応**は良好です。
- 非特異性間質性肺炎（NSIP）類似型：consolidation、GGO、網状陰影**が主体**で、牽引性気管支拡張を呈することもあります。**ステロイドへの反応は様々**です。
- 急性好酸球性肺炎（AEP）類似型：汎小葉性の GGO あるいは consolidation を主体とし、**小葉間隔壁の肥厚が目立つ**ものです。**ステロイドへの反応は良好**です。

用語解説

consolidation
　肺野病変が濃い白色で内部の血管陰影を認識できない場合、consolidation と表現します。また、浸潤陰影、器質化陰影、線維化陰影のいずれも含みます。

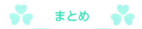

まとめ

- **薬剤性間質性肺炎**の原因のうち、**抗がん薬が過半数**を占める。
- **発熱・乾性咳嗽・呼吸困難**があり、薬剤性間質性肺炎を疑ったらすぐに SpO$_2$、**採血検査、胸部 CT** を行う。
- 重症度は CTCAE v5.0 に従い、5 段階に分類する。
- 薬剤性間質性肺炎の画像所見は、**DAD、HP 類似型、OP 類似型、NSIP 類似型、AEP 類似型**に分類される。

【参考文献】

1) Travis WD, *et al. Am J Respir Crit Care Med* 2013; 188: 733-748.
2) 槇野茂樹. 臨床リウマチ 2012; 24: 165-171.
3) 日本呼吸器学会（編）. 薬剤性肺障害の診断・治療の手引き第2版. メディカルレビュー社. 2018.
4) 有害事象共通用語規準（CTCAE）v5.0 日本語訳 JCOG版.
5) Müller NL, *et al. Br J Cancer* 2004; 91: S24–S30.

コラム

活用しよう 「患者総合支援センター」

　外来には様々な患者さんが受診されます。その中でも、肺がん患者さんの診察にはかなり時間がかかります。

　診断前には、検査の説明、疑われる病名などの説明が適宜必要です。

　病名告知については、じっくりと時間をかけた丁寧な説明が必要です。

　治療開始前には、手術、放射線、抗がん薬などの説明が必要ですし、治療開始後は治療効果についての説明が適宜必要です。

　その中でも特に抗がん薬の副作用や薬価（高額医療制度）について、細部にわたる説明は外来の忙しい時間帯には不可能と考えましょう。私は概要をさらっと説明した後で、高額療養費や生活の不安については、患者総合支援センターに相談するように患者さんに説明しています（抗がん薬については、薬剤師から後ほど詳しい説明があります）。

　病院で一番敷居が低いと思われる患者総合支援センターですが、患者さんへの認知度は思ったほど高くありません。読者の先生方も患者総合支援センターを積極的に活用しましょう。

5 抗がん薬による腎障害への対処

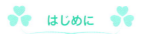

抗がん薬使用の際に問題になることが多いのが**腎障害**です。

腎臓の働き

表 4-5-1 に、腎臓の働きをまとめました。

表 4-5-1　腎臓の働き

糸球体	血液中の老廃物や塩分を「ろ過」し、尿として身体の外に排出
尿細管	原尿は 150L、実際の尿は 1.5L で、99％は再吸収される（栄養素、ミネラル、水）
エリスロポエチン	赤血球の産生亢進に関係する
ビタミン D 活性化	骨を強くする
レニン	血圧を調節する

腎臓の働きの評価方法

腎臓の働きの評価方法は、表 4-5-2 のとおりです[1]。

表 4-5-2　腎臓の働きの評価方法

採血	BUN（尿素窒素）、Cre（クレアチニン）
尿検査	潜血、蛋白、糖、尿沈渣
GFR（糸球体濾過量）	糸球体が 1 分間にどれくらいの血液を濾過し、尿を作れるかの指標

日本腎臓学会による**腎機能推算式**は **GFR 推算式（eGFR）**です[1]。

GFR 推算式（eGFR）　（成人の場合）
男性：eGFR＝194 ×血清 $Cre^{-1.094}$ ×年齢 $^{-0.287}$（mL/ 分 /1.73 m ^{2}）
女性：eGFR＝eGFR（男性）× 0.739（mL/ 分 /1.73 m ^{2}）

クレアチニン・クリアランス（Ccr）

　厳密には 24 時間尿をためてその中のクレアチニン濃度に尿量を掛け、これを血清のクレアチニン濃度と 24 時間を分に直した 1,440 で割った値が **Ccr** です。煩雑なので**クレアチニン値から推定**します。**抗がん薬の投与量**は **Cockcroft-Gault 式**から推定した **Ccr** を参考にすることが多いです[2]。

Cockcroft-Gault 式
男性：Ccr ＝ {(140- 年齢）×体重(kg)}/{72 ×血清クレアチニン値(mg/dL)}（mL/ 分）
女性：Ccr ＝ Ccr（男性）× 0.85（mL/ 分）

eGFR と Ccr の使い分け

　結局、**eGFR** と **Ccr** はどう使い分けるのでしょうか。
　推算 GFR（eGFR）の主な目的は慢性腎臓病（CKD）の診断です。日本人の平均的な体表面積に補正された数値となります。**CKD の推定が目的**

であるため、**腎機能低下に応じた抗がん薬の量の決定には使用しません。**

一方、Ccr（Cockcroft-Gault 式）の主な目的は薬剤投与量の決定です。**腎臓の能力評価のための計算式**です。なお、Ccr の計算式では血清クレアチニンを用いるため、極端に**筋肉量が減少している患者さん**では**数値が過大評価**される可能性があるため注意が必要です。

CBDCA では、**Calvert の式：AUC 目標値 ×（GFR+25）（mg）**で CBDCA 投与量を計算します（GFR は Ccr で代用）[3]。

抗がん薬と腎障害

ほとんどの抗がん薬は腎障害を起こす可能性があります。腎障害を考慮せずに投与すると**腎障害の悪化や抗がん薬の毒性が強く出る**可能性が高いです。**腎障害の程度に応じて抗がん薬を減量**する必要があります。

腎障害による抗がん薬の減量

以下に、腎障害による**抗がん薬の減量の例**を記載します[4]。

例1：CDDP
Ccr 46 〜 60 mL/ 分では 75% に減量
Ccr 31 〜 45 mL/ 分では 50% に減量
Ccr ≦ 30mL/ 分では原則禁忌

例2：S-1（テガフール・ギメラシル・オテラシルカリウム）
80 > Ccr ≧ 60 mL/ 分では初回基準量より必要に応じて 1 段階減量
60 > Ccr ≧ 40 mL/ 分では原則として 1 段階減量
40 > Ccr ≧ 30 mL/ 分では原則として 2 段階減量
Ccr < 30 mL/ 分では投与不可

抗がん薬投与中に腎機能が悪化してきたとき

CTCAE による重症度評価（表 4-5-3）で対応していくのが現実的です[5]。
Grade1 では被疑薬をいったん休薬。改善したら再開を検討します。
Grade2 以上では被疑薬を休薬の上、腎臓専門医に相談します。

表 4-5-3　腎機能障害の重症度

	クレアチニン増加	急性腎障害	慢性腎臓病
Grade1	> ULN 〜 1.5 × ULN	－	・GFR 推定値または Ccr < LLN 〜 60mL/ 分 /1.73m^2 または蛋白尿が 2+ ・尿蛋白 / クレアチニン比 > 0.5
Grade2	> 1.5 〜 3.0 × ULN	－	・GFR 推定値または Ccr が 59 〜 30mL/ 分 /1.73m^2
Grade3	> 3.0 〜 6.0 × ULN	・入院を要する	・GFR 推定値または Ccr が < 30 〜 15mL/ 分 /1.73m^2
Grade4	> 6.0 × ULN	・生命を脅かす ・人工透析を要する	・GFR 推定値または Ccr が < 15mL/ 分 /1.73m^2；人工透析 / 腎移植を要する
Grade5	－	死亡	死亡
備考		2 週間以内	

（ULN：（施設）基準値上限、LLN：（施設）基準値下限）

（CTCAE v5.0 日本語訳 JCOG 版を参考に筆者作成）

第 4 章　肺がん診療の Tips

⑤ 抗がん薬による腎障害への対処

189

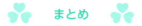

- 多くの抗がん薬は、腎機能によって用量調節する。
- eGFRはCKD診断に使われ、抗がん薬の投与量決定には使用しない。
- Cockcroft-Gault計算式でCcrを推定して抗がん薬の投与量を決定する。
- CBDCAはCalvertの式によって用量決定する。
- 多くの抗がん薬で腎障害時の投与は慎重に行う必要がある。

【参考文献】
1) 日本腎臓学会（編）．CKD診療ガイド2012．東京医学社．2012．
2) Cockcroft DW, *et al. Nephron* 1976; 16: 31-41.
3) Calvert AH, *et al. J Clin Oncol* 1989; 7: 1748-1756.
4) 堀江重郎、他．日腎会誌 2017；59：594–597．
5) 有害事象共通用語規準（CTCAE）v5.0 日本語訳JCOG版．2017．

6 抗がん薬による口内炎・皮膚障害への対処

▶ YouTube 動画
①口内炎
②口腔ケア

① ②

はじめに

抗がん薬の副作用で**口内炎**が起こることがあります。抗がん薬投与後、**数日～10日目頃**に発生しやすく、**抗がん薬投与患者の30～40％に起こる**とされます[1]。口内炎はQOLを下げ、食欲が落ちます。**皮膚障害**も抗がん薬の副作用で多くみられる症状です。いずれも**早期発見・予防**が重要です。

口内炎とは

口の中やその周辺の粘膜に起こる炎症です。**痛み**や**腫れ**、**ただれ**や**出血**など、軽いものから重いものまで症状も様々です。主に頬の内側や歯茎、舌にできやすく、唇や口蓋、のどの周辺にできることもあります。できる部位によって分類されており、歯茎の場合は**歯肉炎**、舌の場合は**舌炎**、唇や口角の場合は**口唇炎**、**口角炎**といった用語で呼ばれます。

口内炎の原因

口内炎は、**栄養バランスの乱れ**（ビタミンB不足など）、**ストレス**や**疲れ**、**睡眠不足**、**口内の乾燥**（唾液不足）、**細菌・ウイルス**、**病気や薬**によるもの、**歯磨き剤**、**喫煙**など、様々な要因で起こります。

抗がん薬で口内炎が起こる理由

　抗がん薬の成分が**口腔上皮細胞の正常な再生（ターンオーバー）を阻害**し、**粘膜傷害**を引き起こします。口内粘膜が荒れると、**痛くて歯磨き、うがいがおろそかになり、食事が摂れず栄養が低下**します。進行すると炎症がひどくなり、痛みが悪化します。また、**細菌感染を合併**することもあります[1,2]。

食べやすくする工夫

　食べやすくする工夫の例は、**表 4-6-1** のとおりです[3]。

表 4-6-1　食べやすくする工夫の例

水分が多くて柔らかい口当たりの良い食品を摂る
少量の油脂類を加え、飲み込みやすくする
水分にとろみをつけ、食べやすくする
誤嚥の心配がある場合は、食品の形態や水分に注意する
食事は、飲み物や汁物とセットで食べる
食事は、人肌程度の温度にする
痛みが強い場合は、ゼリー状やピューレ状、流動食にする
口にしみるような場合は、薄味にする

抗がん薬による口内炎の治療

　口内の**炎症がメイン**の場合、**ステロイド入りの口内炎用の軟膏**などで炎症を抑えます。**感染が合併**している場合（細菌、カンジダ、ウイルスなど）は、それに対する**抗菌薬**を使用します。**口腔内の清潔を維持**するようにします[2]。

皮膚障害とその対処

殺細胞性抗がん薬は細胞分裂する細胞に作用します。**皮膚や爪も細胞分裂が活発**なので、この種の抗がん薬で皮膚障害が起こります。主な皮膚障害と原因薬剤は表 4-6-2 のとおりです[4]。

分子標的薬はその標的（EGFR など）が皮膚にも存在するため、分子標的薬による皮膚障害が起こります（表 4-6-3）[4]。

ICI は、**免疫機能が過剰**になることで皮膚組織も攻撃を受けることがあります（表 4-6-4）[4]。

表 4-6-2　殺細胞性抗がん薬による皮膚障害

発疹・紅斑	DOC、PEM、GEM など
色素沈着	S-1、UFT、DOC、PTX など
皮膚乾燥	S-1、PTX など
爪の変化	S-1、UFT、DOC、PTX、nab-PTX など
手足症候群	S-1、UFT、DOC など

（静岡県立静岡がんセンター．抗がん剤治療と皮膚障害．2023 年第 9 版．p9-11 を参考に筆者作成）

表 4-6-3　分子標的薬による皮膚障害

ざ瘡様皮疹	GFB、ERL、AFA など
爪囲炎	ERL、AFA、OSI など
皮膚乾燥症	GFB、ERL、AFA、OSI など

（静岡県立静岡がんセンター．抗がん剤治療と皮膚障害．2023 年第 9 版．p9-11 を参考に筆者作成）

表 4-6-4　免疫チェックポイント阻害薬による皮膚障害

白髪・白斑	Nivo、Ipi、Pemb など
紅斑・多形紅斑	Nivo、Ipi、Pemb、Atezo など
乾癬	Nivo、Pemb、Atezo など

（静岡県立静岡がんセンター．抗がん剤治療と皮膚障害．2023 年第 9 版．p9-11 を参考に筆者作成）

各皮膚障害の治療

発疹・紅斑には**ステロイド軟膏が主体**ですが、**スキンケア**も重要です[4]。

ざ瘡様皮疹には**比較的強めのステロイド軟膏**を使用し、改善したら**弱めのステロイド軟膏**に変更していきます。場合により**抗菌薬（MINO）**、掻痒感が強ければ**抗ヒスタミン薬**を併用します。

皮膚乾燥症には、なんといっても**保湿剤**です。**痒くて掻きむしると悪化する**ので**抗ヒスタミン薬**も適宜併用します。

爪の変化・爪囲炎には、**爪のケア**、**ステロイド軟膏**、感染合併の場合は**抗菌薬**などを併用しますが、ひどくなるようなら**早めに皮膚科専門医に相談**します。

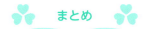
まとめ

- 抗がん薬による**口内炎**は、口腔上皮細胞の正常なターンオーバーを阻害し、**粘膜傷害**を引き起こすことで起こる。
- 抗がん薬による**白血球減少**でさらに**細菌感染合併**が起こりやすい。
- 普段から**口腔衛生環境**を保っておき、**刺激物の摂取を控える**など、予防が重要である。
- **抗がん薬**によって起こりやすい**皮膚障害に違い**がある。症状によって**ステロイド軟膏、保湿剤、抗菌薬、抗ヒスタミン薬**などを使い分ける。悪化するようなら、**早めに皮膚科専門医に相談**する。

【参考文献】
1) Naidu MU, et al. *Neoplasia* 2004; 6: 423-431.
2) 日本がんサポーティブケア学会・粘膜炎部会. 第1版日本語版 EOCC（The European Oral Care in Cancer Group）口腔ケアガイダンス. 2018.
3) 静岡県立静岡がんセンターホームページ. がん体験患者の悩み Q&A.
4) 静岡県立静岡がんセンター. 抗がん剤治療と皮膚障害第9版. 2023; 1: 8-34.

7 irAE への対処（3つの柱）

▶ YouTube 動画

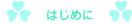 はじめに

ICI はがん免疫のブレーキを外す画期的な薬剤ですが、**免疫が強くなりすぎることで起こる自己免疫疾患のような有害事象**に注意が必要です。これを**免疫関連有害事象（irAE）**と呼びます。

irAE の種類

irAE は免疫細胞がある部位なら、**どこにでも発現する可能性**があります。発現部位は、脳（脳炎・髄膜炎）、眼（ブドウ膜炎）、呼吸器（間質性肺炎）、消化器（大腸炎・肝炎・膵炎・硬化性胆管炎）、泌尿器（腎炎）、神経（重症筋無力症、神経炎）、心臓（心筋炎）、内分泌（下垂体炎・副腎不全・甲状腺機能低下症・甲状腺機能亢進症・Ⅰ型糖尿病）、血液（溶血性貧血・赤芽球癆・免疫性血小板減少症）、筋肉（筋炎・横紋筋融解症）、皮膚障害、CRS（サイトカイン放出症候群）など多岐にわたります。

irAE 対策マニュアル

irAE の発生機序からして、**免疫を抑えるステロイドが治療の中心**であり、実際にかなりの効果が期待できます。ステロイドで不十分な場合は、**他の免疫抑制薬を追加**する必要があります。

　irAE 対策マニュアルが厚生労働省から公表されています[1]。また、irAE

に限りませんが、**重篤副作用疾患別対応マニュアル**も厚生労働省から公表されています[2]。ぜひサポートページのリンクからアクセスしてください。

irAE への対応は 3 つの柱で

① 連携体制の構築

irAE は様々な科で対処しないと対応しきれません。病院として**連携体制**を構築しておく必要があります。連携は、**医師－医師の連携**だけでなく、**メディカルスタッフとの連携**、**かかりつけ医との連携**も含みます。

② 実用的なマニュアルの普及（irAE 逆引きマニュアル）

製薬メーカーの提供する**適正使用ガイド**は、**病名→検査→治療**の順でわかりやすく記載されています。

しかし問題は、**時間外に ICI 使用患者が症状を訴えて受診**したとき、対応するのが**研修医・非専門医**の場合があることです。irAE 対応に習熟しているとはいえないこれらの医師は、「**どのような病名を疑ってどの検査をオーダーするか？**」がわからないかもしれません。

そこで、筆者は「**症状から病態を推定する逆引きマニュアル**」として「**irAE 逆引きマニュアル**」を 2018 年に作成しました（→**表 4-7-1**、P.198-202）[3,4]。

具体的には、**発熱・吐き気・意識レベル低下・だるさ・息苦しさ・腹痛・頭痛・手足の脱力**の 8 項目を**重要な内臓関連の症状**としました。上記症状を主訴として受診された場合、**他の症状を若干追加**することで、**疑われる irAE 病名を推定**できるようにしました。なお、**適正使用ガイドの参照ページも追記**しておくと時短につながります。

irAE 逆引きマニュアルで疑い病名がわかれば、そこから先は「適正使用ガイド」で検査・治療を調べれば良いのです。irAE 逆引きマニュアルの有用性については研修医で検証しています[3]。最新の irAE 逆引きマニュアルver4.2 は私のホームページ**「呼吸器ドクター N の HP」**から無料でダウンロードできます[4]。

ただし、**irAE 逆引きマニュアルには当然限界があります**。例えば、すべての症状を羅列していますが**症状が少ない症例を早期に発見することは困難**です (例：発熱、咳、息苦しさが ILD の症状だが、咳だけの症状では ILD なのか風邪なのか咳喘息なのか、鑑別困難)。あくまで **irAE 対策の一つの**

参考ツールであり、検査データ、診察、画像データなども含めて、**総合的に診断**をしてください。

③ 患者教育の徹底

　患者さん自身が症状を軽視しないように、**症状が出た際のアクションプランを複数回指導**しておく必要があります。指導するのは医師だけでなく、**看護師**や**薬剤師**の方が患者さんの記憶に残りやすいと思います。製薬メーカーが作成している**治療日誌**を活用するのも良いでしょう。

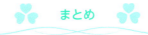

- ICI の影響で**免疫が強くなりすぎることで** irAE が生じる。
- irAE 対策の 3 つの柱は、**連携体制の構築、実用的なマニュアルの普及（irAE 逆引きマニュアル）、患者教育の徹底**である。

【参考文献】
1）厚生労働省．免疫チェックポイント阻害薬による免疫関連有害事象対策マニュアル．2022．
2）厚生労働省．重篤副作用疾患別対応マニュアル．2023．
3）野口哲男，他．肺癌 2021; 61: 17-23.
4）呼吸器ドクター N の HP．

表 4-7-1　irAE 逆引きマニュアル ver4.2

【1．発熱】　以下の症状がないかをチェックしてください。

症状	疑われる病名
息苦しさ、痰の出ない咳	間質性肺疾患（ILD）
咳、痰、だるさ、体重減少、寝汗をかく	結核
頭痛、吐き気、意識レベル低下、首を前に曲げにくい、けいれん	脳炎・髄膜炎
だるさ、白目が黄色い、吐き気、かゆみ、食欲不振	肝障害・硬化性胆管炎
意識レベル低下、吐き気、無気力感、不安、性格変化、脱力感、おう吐、腹痛、だるさ、食欲不振、血圧低下、色素沈着	副腎障害
むくみ、脇腹痛、尿量減少、関節痛、吐き気、下痢、体重減少	腎障害
背部痛、吐き気、白目が黄色い、腹痛	膵炎
口渇、多飲、トイレが近い、だるさ、吐き気、腹痛、意識レベル低下	Ⅰ型糖尿病
筋肉痛、脱力感、尿が赤茶色	筋炎・横紋筋融解症
頭痛、息苦しさ、吐き気、おう吐、腹痛、下痢、胸痛、咳、だるさ	心筋炎
水ぶくれ、目の充血、粘膜のただれ	皮膚障害
だるさ、けいれん、点状出血、腹部のはり、下痢、顔のむくみ	血球どん食症候群
寒気、のどの痛み	無顆粒球症
脱力感、だるさ、頭痛、めまい、吐き気、発疹、息苦しさ	CRS（サイトカイン放出症候群）

【2. 吐き気】 以下の症状がないかをチェックしてください。

症状	疑われる病名
<u>下痢</u>、<u>血便</u>、腹痛、おう吐	大腸炎
<u>白目が黄色い</u>、だるさ、<u>発熱</u>、かゆみ、食欲不振	肝障害、硬化性胆管炎
<u>意識レベル低下</u>、だるさ、<u>無気力感</u>、不安、性格変化、発熱、おう吐、腹痛、食欲不振、脱力感、血圧低下、色素沈着	副腎障害
<u>むくみ</u>、<u>脇腹痛</u>、<u>尿量減少</u>、発熱、関節痛、下痢、体重減少	腎障害
<u>背部痛</u>、発熱、<u>白目が黄色い</u>、腹痛	膵炎
<u>頭痛</u>、意識レベル低下、<u>首を前に曲げにくい</u>、けいれん、発熱	脳炎・ずい膜炎
<u>口渇</u>、<u>多飲</u>、<u>トイレが近い</u>、発熱、だるさ、腹痛、意識レベル低下	Ⅰ型糖尿病
<u>頭痛</u>、<u>息苦しさ</u>、腹痛、おう吐、下痢、発熱、咳、胸痛、だるさ	心筋炎
<u>発熱</u>、<u>脱力感</u>、<u>頭痛</u>、だるさ、めまい、発疹、息苦しさ	CRS

【3. 意識レベル低下】 以下の症状がないかをチェックしてください。

症状	疑われる病名
<u>頭痛</u>、<u>吐き気</u>、<u>首を前に曲げにくい</u>、けいれん、発熱	脳炎・ずい膜炎
<u>だるさ</u>、<u>無気力感</u>、<u>吐き気</u>、不安、性格変化、食欲不振、脱力感、おう吐、腹痛、発熱、血圧低下、色素沈着	副腎障害
<u>口渇</u>、<u>多飲</u>、<u>トイレが近い</u>、発熱、だるさ、吐き気、腹痛	Ⅰ型糖尿病

第4章 肺がん診療の Tips

⑦ irAE への対処（3つの柱）

199

【4. だるさ】 以下の症状がないかをチェックしてください。

症状	疑われる病名
吐き気、白目が黄色い、発熱、かゆみ、食欲不振	肝障害、硬化性胆管炎
無気力感、不安、吐き気、性格変化、食欲不振、意識レベル低下、おう吐、腹痛、脱力感、発熱、血圧低下、色素沈着	副腎障害
多飲、物が見えにくい、口渇、頭痛、乳汁分泌、トイレが近い	下垂体障害
まぶたがはれる、皮膚乾燥、体重増加、寒がり、脱力感、便秘、脈が遅い	甲状腺機能低下症
口渇、多飲、トイレが近い、発熱、吐き気、腹痛、意識レベル低下	Ⅰ型糖尿病
頭痛、息苦しさ、吐き気、おう吐、腹痛、下痢、発熱、咳、胸痛	心筋炎
水ぶくれ、口内炎、目の充血、発熱、粘膜のただれ	皮膚障害
めまい、脈が速い、息苦しさ、頭痛、顔色が悪い、白目が少し黄色い	溶血性貧血
めまい、脈が速い、息苦しさ、頭痛、顔色が悪い	赤芽球ろう
発熱、けいれん、点状出血、腹部のはり、下痢、顔のむくみ	血球どん食症候群
咳、痰、発熱、体重減少、寝汗をかく	結核
発熱、脱力感、頭痛、めまい、吐き気、発疹、息苦しさ	CRS

【5. 息苦しさ】 以下の症状がないかをチェックしてください。

症状	疑われる病名
痰の出ない咳、発熱	間質性肺疾患（ILD）
手足の脱力、しびれ、飲み込みにくい、痛み、眼球運動障害	神経障害（ギラン・バレーなど）
まぶたが垂れ下がる、顔の筋肉が動きにくい、手足・肩・腰などの脱力、ろれつが回りにくい	重症筋無力症
発熱、頭痛、吐き気、おう吐、腹痛、下痢、咳、胸痛、だるさ	心筋炎
めまい、脈が速い、だるさ、頭痛、顔色が悪い、白目が少し黄色い	溶血性貧血
めまい、脈が速い、だるさ、頭痛、顔色が悪い	赤芽球ろう
発熱、脱力感、頭痛、だるさ、めまい、吐き気、発疹	CRS

【6. 腹痛】 以下の症状がないかをチェックしてください。

症状	疑われる病名
下痢、血便、吐き気、おう吐	大腸炎
背部痛、発熱、白目が黄色い、吐き気	膵炎
むくみ、尿量減少、吐き気、発熱、関節痛、下痢、体重減少	腎障害
無気力感、不安、吐き気、性格変化、意識レベル低下、脱力感、おう吐、発熱、だるさ、食欲不振、血圧低下、色素沈着	副腎障害
口渇、多飲、トイレが近い、発熱、だるさ、吐き気、意識レベル低下	Ⅰ型糖尿病
発熱、頭痛、吐き気、おう吐、下痢、咳、だるさ、息苦しさ、胸痛	心筋炎

第4章 肺がん診療の Tips

⑦ irAE への対処（3つの柱）

【7．頭痛】　以下の症状がないかをチェックしてください。

症状	疑われる病名
<u>多飲</u>、<u>物が見えにくい</u>、<u>口渇</u>、乳汁分泌、トイレが近い、だるさ	下垂体障害
<u>吐き気</u>、<u>意識レベル低下</u>、<u>首を前に曲げにくい</u>、けいれん、発熱	脳炎・ずい膜炎
<u>発熱</u>、<u>息苦しさ</u>、<u>吐き気</u>、おう吐、腹痛、下痢、咳、胸痛、だるさ	心筋炎
<u>めまい</u>、<u>息苦しさ</u>、<u>脈が速い</u>、だるさ、顔色が悪い、白目が少し黄色い	溶血性貧血
<u>めまい</u>、<u>息苦しさ</u>、<u>脈が速い</u>、だるさ、顔色が悪い	赤芽球ろう
<u>発熱</u>、<u>脱力感</u>、<u>吐き気</u>、だるさ、めまい、発疹、息苦しさ	CRS

【8．手足の脱力】　以下の症状がないかをチェックしてください。

症状	疑われる病名
<u>飲み込みにくい</u>、<u>手足のしびれ</u>、<u>眼球運動障害</u>、痛み、息苦しさ	神経障害（ギラン・バレーなど）
<u>まぶたが垂れ下がる</u>、<u>顔の筋肉が動きにくい</u>、<u>息苦しさ</u>、肩・腰などの脱力、ろれつが回りにくい	重症筋無力症
<u>筋肉痛</u>、<u>発熱</u>、<u>尿が赤茶色</u>	筋炎・横紋筋融解症
<u>無気力感</u>、<u>不安</u>、<u>性格変化</u>、吐き気、意識レベル低下、発熱、おう吐、腹痛、だるさ、食欲不振、血圧低下、色素沈着	副腎障害
<u>まぶたがはれる</u>、<u>皮膚乾燥</u>、<u>体重増加</u>、だるさ、便秘、脈が遅い、寒がり	甲状腺機能低下症
<u>発熱</u>、<u>だるさ</u>、<u>頭痛</u>、めまい、吐き気、発疹、息苦しさ	CRS

（呼吸器ドクター N の HP より筆者作成）

8 肺がんの骨転移への対処

▶YouTube 動画
①骨転移
②骨転移の薬

① ②

はじめに

骨転移の症状で肺がんが発見されることがあります（この場合、**診断時にはすでにⅣ期**です）。

肺がん骨転移の疫学

進行肺がんの**骨転移頻度**は高く、**30～50%**と報告され、その有無は**予後因子の一つ**であると考えられます[1]。診断時においてⅣ期NSCLCで48%、ED-SCLCで40%に骨転移を認めたと報告されています[2]。

骨転移の症状

骨転移の症状は、表4-8-1のとおりです。

表4-8-1 骨転移の症状

①転移部位の疼痛
②脊髄圧迫（緊急事態） 　・頸椎なら、頸部痛・手のしびれ 　・胸腰椎なら、下肢の痛み・しびれ
③病的骨折で生活の質が下がる（大腿骨など）
④高カルシウム（Ca）血症の症状

高 Ca 血症の症状

　がんの骨転移に伴い、**骨の Ca が血中に溶け出して高 Ca 血症**をきたします。軽度の場合は無症状です。血清 Ca 値が 12 〜 13mg/dL 以上で**だるさ、疲労感、食欲不振**などが起こり、さらに高度になると**筋力低下、口渇、多飲、多尿、吐き気、嘔吐**などが出現します[3]。

　なお、血清アルブミン（ALB）値が低いと、Ca 値が実際よりも低く表示されます。そこで通常、血清 ALB 値を使って**「補正 Ca ＝ Ca ＋ 4 － ALB(mg/dL)」**により血清 Ca 値を補正します。

　高 Ca 血症の一番の原因は**原発性副甲状腺機能亢進症**で、**PTH（副甲状腺ホルモン）は高値**です。**骨転移による高 Ca 血症**では、**血中 PTH は低値**になります。一方、がん細胞から **PTHrP（副甲状腺ホルモン関連蛋白）** が産生され高 Ca 血症になることもあります。この場合は **PTHrP が高値**になります。

高 Ca 血症の治療

　原疾患の治療が重要ですが、高 Ca 血症による**腎機能低下、脱水症状、骨吸収亢進**に対する治療が必要です[3]。**生理食塩水点滴**により Ca を体外に排泄し、さらに**フロセミド**などの速効性利尿薬を併用します。また、**ビスホスホネート製剤**は破骨細胞を強力に抑制することで、**骨吸収を抑制**して高 Ca 血症を是正します。

骨転移への放射線治療

　骨転移への**放射線治療の疼痛に対する有効率**は、**肺がんの場合 50 〜 80％**と報告されています[4]。骨転移に対する照射方法としては、**緩和照射として 20Gy/5 回、30Gy/10 回**などの分割照射が推奨されます。鎮痛効果は**照射開始後 2 週程度**から出現し、**4 〜 8 週間で最大**になるとされます。

　脊椎転移が**脊髄圧迫症状**を呈する場合、**速やかに放射線治療**を行うことが重要です。**除圧術**などの整形外科的治療も総合的に判断して検討します[5]。

　末梢神経の圧迫や浸潤による**神経障害を伴っている病変**に対して、放射線

治療で**鎮痛できる割合は 53 〜 61%**と報告されています [6]。

　放射線治療は疼痛への効果の他に、**骨の強度を強くする効果（骨の再骨化）**も期待されます。

骨転移への薬物療法

　がんの骨転移では、**破骨細胞の活性化**が問題となります。破骨細胞の働きを抑えることで、がんの骨転移の進行を抑える薬を**骨修飾薬**といいます。代表的な骨修飾薬には、**ビスホスホネート製剤**（ゾレドロン酸：ゾメタ[R]）と**抗 RANKL 抗体製剤**（デノスマブ：ランマーク[R]）があります。

■ ゾレドロン酸（ゾメタ[R]）

　破骨細胞に吸収された後、細胞内メバロン酸経路におけるファルネシルニリン酸合成酵素を阻害することにより、**破骨細胞の機能を消失させ、破骨細胞のアポトーシスを誘導**します。破骨細胞による骨吸収が抑制され、持続的に血清 Ca を低下させます。 また、肺がん中心の固形がん骨転移症例において、プラセボよりも**骨関連事象（SRE）を低下**させました [7]。

　通常、成人にはゾレドロン酸として 1 回 4mg を 15 分以上かけて 3 〜 4 週間間隔で**点滴静注**します [8]。

■ デノスマブ（ランマーク[R]）

　RANKL (receptor activator of nuclear factor-kappa B ligand) は膜結合型あるいは可溶型の蛋白質です。骨吸収を司る破骨細胞およびその前駆細胞の表面に発現する受容体である RANK を介して**破骨細胞の形成、機能および生存を調節**します。**骨転移**では RANKL によって**活性化された破骨細胞が骨破壊の主要な因子**です。**デノスマブは RANK/RANKL 経路を阻害し、破骨細胞の活性化を抑制することで骨吸収を抑制**し、がんによる骨病変の進展を抑制します。ゾレドロン酸とデノスマブで SRE までの期間を比較した試験で、デノスマブは非劣性を示しました [9]。

　通常、成人にはデノスマブとして 1 回 120mg を 4 週間に 1 回、**皮下投与**します [10]。

　ゾレドロン酸、デノスマブの重要な副作用に**顎骨壊死**があります [8, 10]。**使用前には歯科でう歯、歯肉の状態の確認が必須**です。その他、ゾレドロン酸

第 4 章 肺がん診療の Tips

⑧ 肺がんの骨転移への対処

205

では**腎障害**に特に注意し[8]、**デノスマブ**では低 Ca 血症予防のため Ca 製剤である**沈降炭酸カルシウム・コレカルシフェロール・炭酸マグネシウム（デノタス®チュアブル）の内服併用が必須**です[10]。

> **SRE（skeletal related events；骨関連事象）**
> 骨転移により発生する**骨折・麻痺・高 Ca 血症、骨転移に対する手術的治療や放射線治療**をまとめて「SRE」と呼びます。

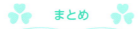

- 進行肺がんの**骨転移の頻度は 30 〜 50%**と高い。
- **疼痛管理目的の放射線治療は有用**である。
- **脊髄への圧迫が懸念**されるような場合は**緊急照射**を行う。
- 骨転移による**高 Ca 血症**には、**生理食塩水**、**フロセミド**、**ゾレドロン酸**、**デノスマブ**などで対応する。
- **ゾレドロン酸**、**デノスマブ**は SRE に対する有用性が報告されているが、**顎骨壊死、腎障害、低 Ca 血症**に注意を要する。

【参考文献】
1) Tsuya A, et al. Lung Cancer 2007；57：229-232.
2) Katakami N, et al. J Thorac Oncol 2014；9：231-238.
3) 日本内分泌学会ホームページ. 悪性腫瘍に伴う高カルシウム血症. 2019.
4) Chow E, et al. J Clin Oncol 2007; 25: 1423-1436.
5) Patchell RA, et al. Lancet 2005; 366: 643-648.
6) Roos DE, et al. Radiother Oncol 2005; 75: 54-63.
7) Rosen LS, et al. Cancer 2004; 100: 2613-2621.
8) ゾレドロン酸 添付文書.
9) Henry DH, et al. J Clin Oncol 2011; 29: 1125-1132.
10) デノスマブ 添付文書.

9 肺がんの脳転移への対処

▶YouTube 動画
①脳転移 1
②脳転移 2

①

②

はじめに

脳転移の症状で肺がんが発見されることがあります（この場合、**診断時にはすでにⅣ期**です）。

肺がん脳転移の疫学

肺がんは悪性腫瘍の中でも**脳転移をきたす頻度が高い**ことが知られています。**日本人の肺がんにおける脳転移の頻度**は、肺がんの全臨床経過では **12.5～20.6％**と報告されています[1, 2]。

診断時、**NSCLC では 4.0％**、**SCLC では 7.5％に脳転移**が認められました[3]。2003 年の報告では、脳転移症例の OS 中央値は NSCLC では 21.4 週、SCLC では 28.1 週でした[3]。一方、2013 年の報告では、NSCLC で原発巣がコントロールされ、脳転移に対して局所治療を行った患者の OS 中央値は 19.7 か月でした[4]。

肺がん脳転移のメカニズム

がんの転移には「リンパ行性転移」と「血行性転移」があります。**脳転移は血行性転移**です。肺は血流が豊富な部位であり、**転移性脳腫瘍の約半分は肺がんと言われています**。脳転移が起こった部位に応じた神経症状（麻痺、失語、視力障害など）が起こります。また脳圧が上がることで、**頭痛、吐き**

気、意識障害なども起こります。

肺がん脳転移の主な診断パターン

肺がん脳転移の主な診断パターンは、以下の3つです。

①肺がんと診断され全身検索を行ったところ、脳転移（無症状）が見つかる場合
②肺がんの治療をしている経過中に、麻痺やふらつきなどの神経症状が起こり、脳転移が見つかる場合
③肺がんと診断される前に神経症状を起こし、最初に脳を精査した結果、転移性脳腫瘍と判明。原発巣検索で肺がんが見つかる場合

単発の脳転移のみのⅣ期症例に対する治療

定位放射線照射（stereotactic irradiation；STI）は、1回照射の定位手術的照射〔stereotactic radiosurgery；SRS（ガンマナイフ、サイバーナイフなど）〕と分割照射の定位放射線治療（stereotactic radiation therapy；SRT）に分類されます。原発巣がコントロールされた単発脳転移の NSCLC 患者に対する SRS や手術といった局所治療の OS 中央値は 19.7 か月（6.8 〜 52 か月）とまずまず良好でした[4]。よって、この群に対する SRS や手術療法はガイドラインで推奨されています[5]。

症状を有する脳転移症例に対する治療

症状がある脳転移では QOL が低下するため、QOL 改善を目的に外科治療を行うことが提案されます。ただし、STI は症状の寛解に対して 70 〜 90％の有効性を示したと報告されており[6]、侵襲性を考えると可能な限り外科治療よりも STI が優先されます。

多発脳転移に対する治療（NSCLC）

多発脳転移に対して全脳照射は 70 〜 90％の患者で症状寛解が報告されています。治療後に活動性低下・認知機能低下を生じたという報告があります[7]。一般的に 30Gy/10 回や 37.5Gy/15 回で照射が施行されます。

4 個以下、腫瘍径 3cm 以下程度までに対する SRS は、OS 中央値 8 か月、1 年後の局所コントロール率 23.6％との報告があります[8]。全脳照射に SRS を組み合わせても OS に有意差はありませんでした[8]。5 個以上の脳転移に対しては通常は全脳照射を検討しますが、前述の認知機能低下を考えると、施行可能であれば STI を検討しても良いと思われます[5]。

多発脳転移に対する治療（SCLC）

SCLC の場合、多発脳転移に対しては全脳照射が推奨されます。

STI に関する報告では、脳転移個数 1 個、2 〜 4 個、5 〜 10 個、11 個以上で OS 中央値がそれぞれ 11 か月、8.7 か月、8.0 か月、5.5 か月であり、全脳照射との差はなかったようです[9]。総合的に判断して STI も提案できるとなっています[5]。

無症候性脳転移に対する治療

この群に関しては、放射線治療の晩期影響（認知機能低下）も考えると薬物療法が推奨されます[5]。例えば、ALK 融合遺伝子陽性の NSCLC 脳転移に対して、ALEX 試験でアレクチニブは脳病変に 78.6％の奏効率を示しました[10]。EGFR 変異陽性の NSCLC 脳転移に対して、統合解析でオシメルチニブは脳病変に 64％の奏効率を示しました[11]。

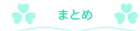

まとめ

- 肺がんの全臨床経過における脳転移の頻度は 12.5 〜 20.6%である。
- 単発脳転移のⅣ期症例に対しては、STI あるいは外科手術が推奨される。
- 症状を有する脳転移については放射線治療が推奨され、場合により外科手術を検討する。
- 多発脳転移の NSCLC に対しては、全脳照射あるいは STI が推奨される。多発脳転移の SCLC に対しては、全脳照射が推奨される。
- 無症候性脳転移に対しては、薬物療法が推奨される。

【参考文献】
1) 山沢英明, 他. 肺癌 1998; 38: 661-668.
2) 酒井 洋, 他. 肺癌 1995; 35: 407-415.
3) 多田敦彦, 他. 肺癌 2003; 43: 259-264.
4) Ashworth A, et al. Lung Cancer 2013; 82: 197-203.
5) 日本肺癌学会（編）. 肺癌診療ガイドライン 2022 年版. 金原出版. 2022; 1: 310-322.
6) Borgelt B, et al. Int J Radiat Oncol Biol Phys 1980; 6: 1-9.
7) Soffietti R, et al. J Clin Oncol 2013; 31: 65-72.
8) Aoyama H, et al. JAMA 2006; 295: 2483-2491.
9) Rusthoven CG, et al. JAMA Oncol 2020; 6: 1028-1037.
10) Gadgeel S, et al. Ann Oncol 2018; 29: 2214-2222.
11) Erickson AW, et al. JAMA Netw Open 2020; 3: e201617.

10 肺がんの胸水への対処

▶YouTube 動画
①胸水 1
②胸水 2

①

②

はじめに

　肺がんの診断時、あるいは経過中に**胸水が貯留**していることがあります。胸水が多くたまると**呼吸困難**など **QOL を低下**させることになりますので、適切な対処が必要です。

胸水貯留の原因

　まずは**試験穿刺**を行い、**胸水検査**を行います。検査の結果、胸水から**がん細胞**が検出されたら**がん性胸膜炎**ということになり、放っておくとどんどん貯留していきます。一方で、肺がん患者に胸水がたまっても、**原因ががんと関係ない**こともあります。細菌培養陽性なら**肺炎随伴性胸水・膿胸**と診断して排液し、抗菌薬投与を行います。**心不全・低アルブミン血症**などによる、いわゆる**漏出性胸水**のこともあります。

胸水は必ず抜く方がいいのか

　同じ胸水の量でも、**息苦しい人と息苦しくない人**がいます。その差は、「**胸水がたまるスピード**」です。**胸水がゆっくりたまる場合、症状はないか軽度のことも多い**です。

　胸水は真水ではなく、**蛋白質（栄養）**も含んでいます。どんどんたまっている分、抜くと**栄養状態が悪くなる**可能性が高いです。また、**栄養状態が悪**

211

くなることでかえって**胸水がたまる**こともあります（特に低アルブミン血症による胸水貯留）。がんが原因で胸水がたまった場合、**抗がん薬の効果があれば胸水の減少も期待**できます。

　肺がんで胸水がたまった場合、経過を見るのか、症状が強いので抜くのか、抜いた後で癒着剤を入れるのか、**患者さんの全身状態、予後、QOL も含めて総合的に検討**しましょう。

胸水がたまるとどうなるか

　胸水は肺と肋骨の間（**胸膜腔**）に液体がたまっている状態です。たまった水が**肺を圧迫**する結果として、呼吸が苦しくなります。

　グレーの胸膜腔に胸水がたまり、**肺を圧迫**しています（図 4-10-1 A）。胸膜腔にドレーン（**トロッカーカテーテル**）を挿入して排液すると、肺が膨らみます（**胸腔ドレナージ**）（図 4-10-1 B）。ここでドレーンを抜いてしまうとまた胸水がたまってくるので、**胸膜癒着剤**を胸膜腔に注入して**肺と胸膜を癒着**させ、**胸水がたまらない**ようにします（図 4-10-1 C）。

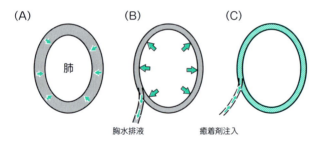

図 4-10-1　胸水への対処

胸膜癒着術

　胸膜腔にドレーンを挿入して**極力排液した後**で、胸膜癒着術を行います。**胸水が多くたまったままで癒着剤を入れても効果が薄い**からです。

　胸膜癒着剤としては、**抗菌薬**〔テトラサイクリン (TC)、ドキシサイクリン (DOXY)、ミノサイクリン (MINO)〕、**抗がん薬**〔ブレオマイシン (BLM)、

CDDP）、溶連菌製剤（OK-432）、滅菌調整タルク（Talc）（ユニタルク®胸膜腔内注入用懸濁剤）などがあります。

Talc 懸濁法承認前のランダム化比較第Ⅱ相試験（JCOG9515 試験）では、4 週間後の胸水コントロール率は BLM 68.6%、OK-432 75.8%、CDDP ＋ ETP 70.6%であり[1]、**OK-432** が主に使われるようになりました。

メタ解析で Talc 散布法は BLM、DOXY、TC よりも胸水制御が優れていました[2]。Talc 散布法と Talc 懸濁法を比較した試験では、胸水制御率に有意差を認めませんでした[3]。**Talc は呼吸窮迫症候群の副作用**がありますが、粒子径の大きな場合（Talc 懸濁法）は低頻度でした[4]。以上から、Talc 懸濁法承認後は **Talc 懸濁法が頻用**されています。実臨床では **Talc 懸濁法、OK-432、MINO** を使うことが多いです。

抗がん薬による胸水の制御

実臨床でドライバー遺伝子変異症例に対する**分子標的薬が胸水に奏効する**ことはしばしば経験します。

また、**NEJ013A 試験**では、CBDCA ＋ PEM ＋ **Bev** による胸水コントロール率が 93%と報告されました[5]。CBDCA ＋ PTX ＋ **Bev** による胸水コントロール率は 91.3%と報告されました[6]。血管新生阻害薬である **Bev** は**血管透過性を改善することで、体腔液貯留に対する治療効果**が期待されます。

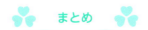
まとめ

- 胸水貯留時には、**試験穿刺**を行い、**原因を検索**する。
- がん性胸膜炎の場合、**胸水の量が多い・たまるスピードが速い・症状が強い場合**は、**速やかに胸腔穿刺・ドレナージ**を行う。
- 排液後に、Talc、OK-432、MINO などで**胸膜癒着術**を行う。
- **分子標的薬や Bev は胸水貯留症例に有用**である可能性が高く、胸膜癒着術前に試す価値がある。

【参考文献】
1）Yoshida K, *et al. Lung Cancer* 2007; 58: 362-368.
2）Clive AO, *et al. Cochrane Database Syst Rev* 2016；CD010529.
3）Dresler CM, *et al. Chest* 2005; 127: 909-915.
4）Janssen JP, *et al. Lancet* 2007; 369: 1535-1539.
5）Usui K, *et al. Lung Cancer* 2016; 99: 131-136.
6）Tamiya M, *et al. Med Oncol* 2013; 30: 676.

11 肺がんの悪液質への対処

▶YouTube 動画
①がんの悪液質
②エドルミズ®

① ②

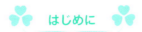

はじめに

がんになると食欲がなくなり、やせていく患者さんが多いです。これには**悪液質**が深く関わっています。

がん悪液質の定義

「**通常の栄養サポートでは完全に回復することができず**、進行性の機能障害に至る、**骨格筋量の持続的な減少（脂肪量減少の有無を問わない）**を特徴とする多因子性の症候群」とされます[1]。

病態生理学的には、**経口摂取の減少**と代謝障害による**負の蛋白、エネルギーバランス**を特徴とします。

飢餓でも体重は減少しますが、**悪液質では炎症性蛋白質の増加、安静時のエネルギー消費が亢進し、骨格筋が減少する**ところが違います[2]。がん悪液質は、**進行がん患者の 50 〜 80%**に認められると報告されています[3]。

悪液質のメカニズムを簡単にいうと、**がん細胞からの指令で炎症性サイトカインが出る**ことで、**食欲低下、筋肉量減少、エネルギー消費増大**をきたすということです（図 4-11-1）。

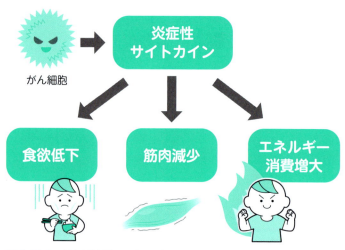

図4-11-1 がん悪液質のメカニズム

　サイトカインとは、細胞から分泌される低分子の蛋白質で、**生理活性物質**の総称です。**生理活性蛋白質**とも呼ばれ、細胞間相互作用に関与し、周囲の細胞に影響を与える物質です。

　具体的には、**インターロイキン（IL）・造血因子（CSF、EPO、TPO）・インターフェロン（IFN）・腫瘍壊死因子（TNF）・増殖因子(EGF、FGF、PDGF)・ケモカイン(IL-8)** などが挙げられます。

がん悪液質のステージ分類

　European Palliative Care Research Collaborative（EPCRC）は2011年に悪液質を、**前悪液質・悪液質・不応性悪液質**の3つのステージに分類し（表4-11-1）、**前悪液質の段階からの早期介入**を推奨しています[1]。

表 4-11-1　がん悪液質

ステージ	前悪液質 (pre-cachexia)	悪液質 (cachexia)	不応性悪液質 (refractory cachexia)
介入	集学的な（薬物・運動・栄養・心理療法） 早期介入が必要		緩和的治療を 主体とする
臨床的特徴	・過去 6 か月間の 　体重減少が 5 ％ 　以下 ・食欲不振・代謝 　異常	・経口摂取不良／ 　全身性炎症	・悪液質に加え、 　異化亢進、抗が 　ん治療に抵抗性 ・PS 3 or 4 ・予測生存＜ 3 か月
診断基準		①過去 6 か月の体 　重減＞ 5 ％ ② BMI ＜ 20, 体重 　減少＞ 2 ％ ③サルコペニア、 　体重減少＞ 2 ％ ①②③のいずれか	

（文献 1 を参考に筆者作成）

　実臨床では前悪液質からの介入は困難で、**現実的な治療戦略は併存する治療可能な要因から対処**することです。

　例えば、化学療法による**口腔粘膜障害**、**下痢**や**悪心・嘔吐**など、経口摂取に影響し**二次性飢餓を生じる症状**を適切に治療することです。早期からの介入で**体重減少を阻止**することが、**がん治療の継続や予後の改善**にもつながると考えられます[4]。

がん悪液質への対処

　がん悪液質への対処として表 4-11-2 の項目が試みられます[4]。

表 4-11-2　がん悪液質への対処の例

NSAIDs（非ステロイド性消炎鎮痛薬）
コルチコステロイド
エイコサペンタエン酸（EPA）
プロゲステロン剤
運動療法
栄養指導・栄養教育

上記薬剤は、日本でがん悪液質に対する適応がない。

がん悪液質に対する薬物治療

　がん悪液質に対する治療薬に**アナモレリン（エドルミズ®）**があります。

　アナモレリンは**経口グレリン様作用薬**です。グレリンは、主に**胃から分泌される内在性ペプチド**です。グレリンが受容体（**視床下部・下垂体**）に結合すると、下垂体から**成長ホルモン（GH）**、肝臓から**インスリン様成長因子1（IGF-1）**を放出し、体重、筋肉量、食欲および代謝を調節する複数の経路を刺激します。その結果、**食欲増進作用、筋肉量の増加、体重増加**が期待されます。悪液質のある NSCLC 患者にアナモレリンを投与すると、除脂肪体重の有意な増加を示しました [5]。

　通常、成人にはアナモレリンとして 1 回 100mg を 1 日 1 回、空腹時に経口投与します [6]。

　NSCLC に伴う悪液質患者に適応があります。**栄養療法の効果が不十分な患者**に使用します。主な副作用は、**刺激伝導系抑制、肝機能障害、高血糖、悪心、頭痛、発疹**などです [6]。

終末期の栄養

　東口らの報告によると、担がん状態では **REE/BEE（安静時エネルギー消費量 / 基礎エネエルギー消費量）**は 113.6 ± 11.9％と**異化亢進状態**なのに対し、**不応性悪液質（終末期）**には 86.9 ± 7.6％と**エネルギー消費量は**

減少します[7]。

終末期に輸液をしすぎると、浮腫・胸水・腹水・気道分泌の増加をきたし、かえってQOLを下げることになります。

終末期には栄養管理の変更（ギアチェンジ＝輸液量を減らす）をするのが望ましいです。

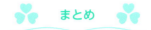
まとめ

- **悪液質**は、経口摂取の減少と代謝障害による**負の蛋白、エネルギーバランス**を特徴とし、**骨格筋の持続的な減少**をきたす。
- **前悪液質・悪液質・不応性悪液質**の3つのステージに分類し、**前悪液質からの対処が推奨**される。現実には対応可能な因子（**抗がん薬の副作用対策**など）から開始する。
- **アナモレリン（エドルミズ®）**は、**非小細胞肺がんの悪液質に適応**が承認されている**経口グレリン様作用薬**である。
- **終末期には栄養管理を変更する（輸液を減量する）**ことが重要である。

【参考文献】
1) Fearon K, et al. Lancet Oncol 2011; 12: 489-495.
2) Chasen MR, et al. Support Care Cancer 2009; 17: 1345-1351.
3) Argilés JM, et al. Nat Rev Cancer 2014; 14: 754-762.
4) 日本がんサポーティブケア学会（監）．がん悪液質ハンドブック．2019．
5) Temel JS, et al. Lancet Oncol 2016; 17: 519-531.
6) エドルミズ®添付文書．
7) 東口高志、他．外科治療 2007; 96: 934-941.

12 間質性肺炎合併の肺がんへの対処

▶YouTube 動画

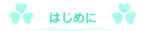

はじめに

基礎疾患に**間質性肺炎**がある患者さんが肺がんと診断された場合、**治療には大きな制限**がかかります。

特発性間質性肺炎（IIPs）の疫学

原因不明の間質性肺炎を**特発性間質性肺炎（idiopathic interstitial pneumonias；IIPs）**といいます。その内訳は、**特発性肺線維症（idiopathic pulmonary fibrosis；IPF）が 62％**、**非特異性間質性肺炎（nonspecific interstitial pneumonia；NSIP）が 15％**、**特発性器質化肺炎（cryptogenic organizing pneumonia；COP）が 12％**などです[1]。

IPF に相当する病理画像が**通常型間質性肺炎（usual interstitial pneumonia；UIP）**で、**肺底部胸膜直下優位のびまん性不均一な分布と蜂巣肺**が特徴の CT 画像所見を **UIP パターン**といいます[2]。

一番多い IPF の日本人の**有病率は 10 万人あたり 10 人**、**年間発症率は 10 万人あたり 2.23 人**と報告されています[3]。IPF のリスク因子は**喫煙、男性、加齢、逆流性食道炎**が知られています。IPF の予後は悪く、**生存期間中央値は 3 年程度**と報告されています。

IIPs の肺がんリスク

IPF の 16%、NSIP の 4%、COP の 6%に肺がんが合併したと報告されています[4]。日本人 45 名の IIPs 患者を 4 〜 10 年フォローアップしたところ、8 名（18%）に肺がんが発症したと報告され、全員が男性喫煙者でした[5]。

IIPs 合併肺がんの手術

IIPs は**手術を契機に急性増悪**することがあります[6]。また、そもそも IIPs は**拘束性肺機能障害**を呈します。そのため、手術術式も肺葉切除でなく、**部分切除**にとどめることも多いです。IIPs 合併肺がんの手術リスクの事前評価には**京都大学医学部呼吸器外科の作成したツール**が有用です（**表 4-12-1**）[7]。

表 4-12-1 IIPs 合併肺がんの術後急性増悪リスクスコア

項目	スコア			
急性増悪の有無	なし	0	あり	5
術式	部分切除	0	区域切除以上	4
CT 所見	Non-UIP パターン	0	UIP パターン	4
性別	女性	0	男性	3
術前ステロイド投与	なし	0	あり	3
KL-6	< 1000U/mL	0	≧ 1000U/mL	2
%VC	≧ 80%	0	< 80%	1

リスク	スコア	急性増悪の予測発生率
低リスク	0 〜 10 点	< 10%
中リスク	11 〜 14 点	10 〜 25%
高リスク	15 〜 22 点	> 25%

（文献 6 を参考に筆者作成）

IIPs 合併肺がんの放射線治療

　放射線治療により放射線肺臓炎が起こることがあります。もともと IIPs がある場合は放射線治療により急性増悪するリスクが高いです。著明な間質性変化や重症の呼吸不全を合併した場合、放射線療法は禁忌です。

　軽度の間質性変化のある NSCLC 患者に根治的胸部放射線療法を施行した群の検討では、放射線肺臓炎 Grade2 は 41％、Grade3 以上は 15％に認め、4％の死亡例を認めました。特に PaO_2 80mmHg 未満では頻度が増加したと報告されています [8]。軽度の間質性陰影の場合も放射線治療は慎重に行う必要があります。

IIPs 合併肺がんの化学療法

　多くの抗がん薬の副作用に ILD があります。特に分子標的薬の場合、既存の IIPs があると使用は極めて慎重にする必要があります。

　ICI についてもリスクは高いです。進行・再発の NSCLC で基礎疾患に IIPs〔努力性肺活量（FVC）＞ 70％〕がある 17 名に Atezo を投与した AMBITIOUS 試験では、17 名のうち 23.5％（4 名）に Grade3 以上の ILD が発症し、蜂巣肺のある 7 名では 57.1％（4 名）の ILD が発症しました [9]。

　一方、honeycomb（蜂巣肺）がない、autoantibody（自己抗体）が陰性、％VC (％肺活量) が 80％以上で拘束性障害がないという「HAV 基準」を満たす肺がん患者に対して Nivo を投与した試験では、18 名中 2 人(11％)に Grade2 の ILD が発症したのみでした [10]。

　実臨床では IIPs のある NSCLC 患者には CBDCA ＋ nab-PTX あるいは CBDCA ＋ S-1 など、SCLC 患者には CDDP/CBDCA ＋ ETP が使用されることが多いです。分子標的薬は使用不可と考えます。ICI 単剤は蜂巣肺がなく、自己抗体陰性で、％VC ≧ 80％の群には慎重に検討可能と考えます [10]。

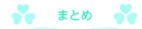

- IIPs が基礎疾患にあると肺がんリスクが高く、IPF の 16%、NSIP の 4%、COP の 6% に肺がんが合併したと報告されている。
- IIPs 合併の肺がんでは、手術・放射線治療・化学療法いずれもかなりの制限がかかる。

【参考文献】
1) 難病情報センター. 特発性間質性肺炎.
2) Raghu G, et al. Am J Repir Crit Care Med 2018; 198: e44-68.
3) Natsuizaka M, et al. Am J Respir Crit Care Med 2014; 190: 773-779.
4) Kreuter M, et al. Sarcoidosis Vasc Diffuse Lung Dis 2015; 31: 266-274.
5) 大塚義紀, 他. 日本胸部疾患学会雑誌 1991; 29: 560-565.
6) Sato T, et al. J Thorac Cardiovasc Surg 2014; 147: 1604-1611. e3.
7) Sato T, et al. Gen Thorac Cardiovasc Surg 2015; 63: 164-172.
8) 本津茂人, 他. 第 55 回日本肺癌学会総会. 2014.
9) Ikeda S, et al. J Thorac Oncol 2020; 15: 1935-1942.
10) Fujimoto D, et al. Lung Cancer 2019 ; 134 : 274-278.

コラム

▶ YouTube 動画

オピオイド・スイッチング

　オピオイドの副作用（吐き気・便秘・眠気など）が強い場合や、鎮痛効果が今一つの場合、あるいは内服ができなくなった場合などに、オピオイドの種類を変更することがあります。これを「オピオイド・スイッチング」といいます。似たような言葉に「オピオイド・ローテーション」がありますが、これは数種類のオピオイドを順に変更していく場合を指します[1]。

　オピオイド スイッチングは、経口モルヒネを基準として何倍に相当するかを計算して同量相当の別オピオイドに変更します（あくまで概算ですので、変更後に微調整をする必要があります）[1]。

　以下のように、経口モルヒネ 60mg（1 日量）を基準にするとわかりやすいです。

- 内服薬の場合、経口モルヒネ 60mg ＝オキシコドン 40mg ＝ナルサス®12mg ＝トラマドール 300mg 相当です。

- 貼付薬の場合、経口モルヒネ 60mg ＝フェントス®テープ（1 日タイプ）2mg ＝デュロテップ®MT パッチ（3 日タイプ）4.2mg 相当です。

- 注射薬の場合、経口モルヒネ 60mg ＝注射モルヒネ 30mg ＝オキファスト®注 30mg ＝ナルベイン®2.4mg ＝フェンタニル 0.6mg 相当です。

　なお、レスキュー薬の1回量は、定期オピオイド薬の1日量の1/4〜1/6が妥当です。

【参考文献】
1）日本緩和医療学会ガイドライン統括委員会（編）. がん疼痛の薬物療法に関するガイドライン. 金原出版. 2020; 1: 58-59.

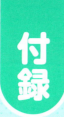

付録 肺がんで使う ICI レジメン

CheckMate 227 試験（sq, non-sq 問わず）

コース	1 0週目	2 3週目	3 6週目	4 9週目	5 12週目	6 15週目
Ipi 1mg/kg	○	—	○	—	○	—
Nivo 360mg/body	○	○	○	○	○	○

CheckMate 9LA 試験（sq, non-sq 問わず）

コース	1 0週目	2 3週目	3 6週目	4 9週目	5 12週目	6 15週目
CBDCA (AUC 6)	○	○	—	—	—	—
PTX 200mg/m^2	○	○	—	—	—	—
Ipi 1mg/kg	○	—	○	—	○	—
Nivo 360mg/body	○	○	○	○	○	○

CheckMate 9LA 試験（non-sq）

コース	1 0週目	2 3週目	3 6週目	4 9週目	5 12週目	6 15週目
CDDP 75mg/m^2 or CBDCA (AUC 5 or 6)	○	○	—	—	—	—
PEM 500mg/m^2	○	○	—	—	—	—
Ipi 1mg/kg	○	—	○	—	○	—
Nivo 360mg/body	○	○	○	○	○	○

POSEIDON 試験

コース	1 0 週目	2 3 週目	3 6 週目	4 9 週目	5 12 週目	6 16 週目
Durva 1500mg/body	○	○	○	○	○	○
Trem 75mg/body	○	○	○	○	―	○
化学療法 *	○	○	○	○	―	―

＊化学療法は、sq では CBDCA ＋ nab-PTX あるいは CDDP or CBDCA ＋ GEM。
non-sq では CBDCA ＋ nab-PTX あるいは CDDP or CBDCA ＋ PEM。PEM は 5 コース目以降、4 週間間隔で維持療法に移行。
Durva は 12 週目以降 4 週間間隔、Trem は計 5 回で終了。

KEYNOTE 189 試験（non-sq）

コース	1 0 週目	2 3 週目	3 6 週目	4 9 週目	5 12 週目	6 15 週目
CDDP 75mg/m^2 or CBDCA (AUC 6)	○	○	○	○	―	―
PEM 500mg/m^2	○	○	○	○	○	○
Pemb 200mg/body	○	○	○	○	○	○

Pemb は 400mg/body を 6 週ごとに投与する方法も承認されている。

KEYNOTE 407 試験（sq）

コース	1 0 週目	2 3 週目	3 6 週目	4 9 週目	5 12 週目	6 15 週目
CBDCA (AUC 6)	○	○	○	○	―	―
nab-PTX 100mg/m^2	○○○	○○○	○○○	○○○	―	―
Pemb 200mg/body	○	○	○	○	○	○

nab-PTX は d1、d8、d15 に投与。
Pemb は 400mg/body を 6 週ごとに投与する方法も承認されている。

IMpower 130 試験（non-sq）

コース	1 0 週目	2 3 週目	3 6 週目	4 9 週目	5 12 週目	6 15 週目
CBDCA (AUC 6)	○	○	○	○	―	―
nab-PTX 100mg/m^2	○○○	○○○	○○○	○○○	―	―
Atezo 1200mg/body	○	○	○	○	○	○

nab-PTX は d1、d8、d15 に投与。

IMpower 150 試験（non-sq）ABCP 療法

コース	1 0 週目	2 3 週目	3 6 週目	4 9 週目	5 12 週目	6 15 週目
Bev 15mg/kg	○	○	○	○	○	○
CBDCA (AUC 6)	○	○	○	○	―	―
PTX 175mg/m^2	○	○	○	○	―	―
Atezo 1200mg/body	○	○	○	○	○	○

CASPIAN 試験（ED-SCLC）

コース	1 0 週目	2 3 週目	3 6 週目	4 9 週目	5 12 週目	6 16 週目
CDDP 80mg/m^2 or CBDCA (AUC 5 or 6)	○	○	○	○	―	―
ETP 100mg/m^2	○○○	○○○	○○○	○○○	―	―
Durva 1500mg/body	○	○	○	○	○	○

ETP は d1、d2、d3 に投与。Durva は 5 コース目以降、4 週間間隔。

IMpower 133 試験（ED-SCLC）

コース	1 0 週目	2 3 週目	3 6 週目	4 9 週目	5 12 週目	6 15 週目
CBDCA (AUC 5)	○	○	○	○	―	―
ETP 100mg/m^2	○○○	○○○	○○○	○○○	―	―
Atezo 1200mg/body	○	○	○	○	○	○

ETP は d1、d2、d3 に投与。Atezo は 5 コース目以降も、3 週間間隔。

PACIFIC 試験（Ⅲ期 NSCLC）

コース	1 0 週目	2 4 週目	3 8 週目	4 12 週目	5 16 週目	6 20 週目
Durva 1500mg/body	○	○	○	○	○	○

少なくとも 2 コースのプラチナ製剤併用化学療法と根治的放射線治療後。Durva の投与期間は 12 か月間までとする。

IMpower 010 試験（Ⅱ・Ⅲ A 期完全切除 NSCLC の術後補助化学療法）

コース	1 0 週目	2 3 週目	3 6 週目	4 9 週目	5 12 週目	6 15 週目
Atezo 1200mg/body	○	○	○	○	○	○

術後、CDDP に VNR、DOC、GEM、PEM のいずれかを併用し、1 ～ 4 コース施行。その後、Atezo を最大 12 か月間投与。

CheckMate 816 試験（Ⅱ・ⅢA 期 NSCLC の術前補助化学療法）

コース	1 0 週目	2 3 週目	3 6 週目	4 9 週目	5 12 週目	6 15 週目
Nivo 360mg/body	○	○	○	－	－	－
化学療法	○	○	○	－	－	－

術前に 3 コース Nivo ＋化学療法を施行。
化学療法は、non-sq では CDDP or CBDCA ＋ PEM あるいは CBDCA ＋ PTX。
Sq では CDDP or CBDCA ＋ GEM あるいは CBDCA ＋ PTX。

CheckMate 017 試験／ CheckMate 057 試験（切除不能な進行・再発 NSCLC の 2 次治療以降）

コース	1 0 週目	2 2 週目	3 4 週目	4 6 週目	5 8 週目	6 10 週目
Nivo 240mg/body	○	○	○	○	○	○

Nivo は 480mg/body を 4 週ごとに投与する方法も承認されている。

KEYNOTE 024 試験／ KEYNOTE 042 試験（PD-L1 発現陽性の切除不能な進行・再発 NSCLC の 1 次治療）

コース	1 0 週目	2 3 週目	3 6 週目	4 9 週目	5 12 週目	6 15 週目
Pemb 200mg/body	○	○	○	○	○	○

Pemb は 400mg/body を 6 週ごとに投与する方法も承認されている。

IMpower 110 試験（PD-L1 発現陽性の切除不能な進行・再発 NSCLC の 1 次治療）／ OAK 試験（切除不能な進行・再発 NSCLC の 2 次治療以降）

コース	1 0 週目	2 3 週目	3 6 週目	4 9 週目	5 12 週目	6 15 週目
Atezo 1200mg/body	○	○	○	○	○	○

欧文索引

% VC······222
22C3······114
5-FU······103
5-HT3 受容体拮抗薬······41, 177
95% CI（95%信頼区間）······112

A

ABCP 療法······118
AC······70
ADA······30
ADAURA 試験······142
ADC······104
ADCC······126, 127
AEP······184
ALEX 試験······146
ALK······144
ALKA-372-001 試験······151
ALK 融合蛋白質······144
ALTA-1L 試験······147
AMBITIOUS 試験······222
AmoyDx®······37
AMR······108
ASCEND-4 試験······146
Atezo······117
AUC······62, 97
AURA3 試験······142
autoantibody······222

B

Bev······156, 213
beyond PD······180
BNP······9
BRAF V600E 変異······151
BS······157
BSC······100
B 型肝炎ウイルス······60

C

Calvert の式······62, 97, 188
CAR-T 療法······56

CASPIAN 試験······122
Ccr······187
CD28······125
CD80/86······125
CDDP······95
CEA······11, 30, 46
CGP······39
CheckMate 017 試験······111
CheckMate 057 試験······111
CheckMate 227 試験······124
CheckMate 816 試験······111
CheckMate 9LA 試験······124
CKD······187
Cockcroft-Gault 式······187
common mutation······135
consolidation······183, 184
COP······220
COPD······8
COX······83
COX-1······83
COX-2······83
CPT-11······106
CR······165
CROWN 試験······147
CRS······195
CTCAE······77, 169
CTLA-4······125
cTNM 分類······51
CTZ······174
CT ガイド下肺生検······26
CYFRA······46
CYP······85

D

DAD······184
DESTINY-Lung02 試験······104
DFS······142
DHFR······102
disease flare······180
DNA 修復酵素······73

DOC	100
Durva	121
DVH	77

E

E4599 試験	157
EBUS-GS	24
EBUS-TBNA	24
ECOG1594 試験	95
ED-SCLC	45, 66
eGFR	187
EGFR-TKI	130
EGFR 変異	130
EML4-ALK 融合遺伝子	144
ErbB 受容体ファミリー	137
ERL	134
ETP	107
EURTAC 試験	135
exon 19 欠失	134, 135
exon 20 挿入	139
exon 21 L858R 変異	135

F

FDG	33
FeNO	8
fine crackles	9
FLAURA 試験	142
FN	161, 169
FRS	81

G

G-CSF	169
GEOMETRY mono-1 試験	152
GERD	7, 8
GFR 推算式	187
GGO	46, 69, 70, 184
GH	218
Gy	5

H

HAV 基準	222
HBc 抗体	60
HBs 抗原	60

HBs 抗体	60
HBV DNA	60
HER2 蛋白質	104
HGF	141
honeycomb	222
HP	184
HR	112

I

IC	93
ICI	41, 56, 110
IC 細胞	117
IDEAL1 試験	131
IGF-1	218
IgG2 サブクラス	127
IIPs	9, 220
ILD	181
IMpower 010 試験	119
IMpower 110 試験	117
IMpower 130 試験	118
IMpower 133 試験	118
IMpower 150 試験	118
IMRT	75
informed consent	93
IO-IO	128
IP	181
IPASS 試験	131
IPF	220
Ipi	124
irAE	41, 58, 195
irAE 逆引きマニュアル	196

J

JCOG0802 試験	69
JCOG9511 試験	106
JMDB 試験	103
JMEI 試験	103
JO22903 試験	135

K

KEYNOTE 024 試験	114
KEYNOTE 042 試験	114
KEYNOTE 189 試験	58, 115

231

KEYNOTE 407 試験·····················115
KL-6·····································183
KRAS G12C 変異····················154

L

L858R 変異·····························134
LDH·································30, 183
LD-SCLC···························45, 66
LETS 試験·····························103
LIBRETTO-001 試験·················153
Light の基準····························30
LLN····································169
LUX-Lung3・6 試験の統合解析······138
LUX-Lung3 試験······················138

M

M6G······································84
MET exon 14 skipping 変異·········152
MET 増幅·····························141
MHC····································125
MINO·······························194, 212
MRI·································17, 19
MSI······································40
M 因子····································50

N

N/C 比····································45
NAC······································70
NEJ001 試験····························132
NEJ002 試験····························131
NEJ013A 試験··························213
NGS······································37
NGT····································108
Nivo····································110
NK1 受容体拮抗薬··················41, 177
NK 細胞療法·····························56
NOS······································47
NRS······································81
NSAIDs···································83
NSE·································11, 45
NSIP·······························184, 220
NTRK 融合遺伝子·····················153
N 因子····································50

O

OAK 試験······························117
OK-432·································213
OP·····································184
OPTIMAL 試験························134
OSI·····································141

P

PACIFIC 試験··························121
PARAMOUNT 試験····················102
PD·····································165
PEM····································102
Pemb···································114
PET-CT 検査·······················33, 51
PET 検査·································33
PGE_2···································83
PIK3CA 変異··························141
POSEIDON 試験·······················128
post-hoc 解析··························139
PPI······································42
PR·····································165
PROFILE 1001 試験····················150
PROFILE 1014 試験····················145
ProGRP·······························11, 45
PS······································61
PTEN 欠失····························141
PTH····································204
PTHrP··································204
pTNM 分類································51
PTX····································100

Q

QOL······································80
QT 延長····································61

R

RAM····································159
RANKL·································205
RCT······································93
RECIST ver1.1······················165, 166
REE/BEE································218
refractory relapse·····················108

RELAY 試験······160
RET 融合遺伝子······152
REVEL 試験······160
reverse halo sign······184
ROS1 融合遺伝子······150
RT-PCR······37

S

S-1······103
SBRT······75
SBS······8
SCC······11, 46
SD······165
SDM······94
sensitive relapse······108
SLX······11, 46
SN-38······107
SP142 抗体······117
SpO$_2$······183
SRE······205, 206
SRS······208
SRT······208
STARTRK-1 試験······151, 153
STARTRK-2 試験······151, 153
STI······208
ST 合剤······42
Sv······5
SVC 症候群······10

T

T790M 変異······135, 139, 141
Talc······213
Talc 懸濁法······213
TAT······38
TBLB······20
TC 細胞······117
TMB······40
TNM 分類······48
TPN······179
TPS······114
Treg······126
Trem······127
TTF-1······46

T 因子······49

U

UGT1A1······107
UGT1A1 遺伝子多型検査······107
uncommon mutation······135

V

V20······77
VAS······81
VATS······20, 68
VEGF······156
VEGFR-2······159
VISION 試験······152

W

wheezing······8
WHO 除痛ラダー······82
WJTOG3405 試験······131

233

和文索引

あ

悪液質··········215, 216
アクションプラン··········197
アジュバント化学療法··········70
アスベスト··········182
アセトアミノフェン··········83
アテゾリズマブ··········70, 117
アトピー咳嗽··········7, 8
アドレナリン··········23
アナモレリン··········218
アバスチン®··········156
アファチニブ··········137
アプレピタント··········97, 177
アポトーシス··········141
アミオダロン··········182
アムルビシン··········108
アルプラゾラム··········178, 179
アルンブリグ®··········147
アレクチニブ··········146, 209
アレセンサ®··········146
安静時エネルギー消費量／基礎エネル
　ギー消費量··········218
安定··········165
アントラサイクリン系抗がん薬········108

い

異常感覚··········87
胃食道逆流症··········7, 8
維持療法··········102
イジュド®··········127
Ⅰ型糖尿病··········195
1次治療··········95
1次予防··········170
イピリムマブ··········124
イミフィンジ®··········121
イリノテカン··········106
イレッサ®··········130
インスリン様成長因子1··········218
インターフェロン··········216

インターロイキン··········216

う

ヴァイトラックビ®··········153

え

栄養血管··········156
エキスパートパネル··········39
エトポシド··········107
エドルミズ®··········218
エヌトレクチニブ··········151, 153
エフェクターT細胞療法··········56
エフェクター相··········57, 59, 110
エリスロポエチン··········171, 186
エルロチニブ··········134
炎症性サイトカイン··········76, 215
炎症性蛋白質··········215
エンハーツ®··········104

お

嘔吐··········174
嘔吐中枢··········174
横紋筋融解症··········195
オキシコドン··········84
オシメルチニブ··········70, 141, 209
オピオイド··········84
オピオイド・スイッチング··········224
オプジーボ®··········110
オンコマイン™··········37

か

化学受容器引金帯··········174
化学放射線療法··········65
確定的影響··········72
確率的影響··········72
下垂体炎··········195
加速過分割照射··········66
喀血··········6, 28
顎骨壊死··········205
活性化自己リンパ球療法··········56

活性酸素	74
ガドリニウム造影剤	17, 18
過敏性肺炎	184
カプマチニブ	152
顆粒球コロニー形成刺激因子	169
カルセド®	108
カルボプラチン	95
がん遺伝子	53, 55
肝炎	195
感覚鈍麻	87
がんゲノム医療	39
がんゲノム医療中核拠点病院	39
間質性肺炎	8, 60, 181, 195
患者教育	197
乾性咳嗽	182
がん性胸膜炎	211
がん性リンパ管症	9
間接撮影	3
感染後咳嗽	7, 8
完全奏効	165
がんの免疫逃避	57
カンプトテシン	108
がんペプチドワクチン	56
ガンマナイフ	208
がん免疫	128
がん免疫サイクル	57, 59, 110
がん抑制遺伝子	53, 55
緩和照射	66, 75, 204

き

キイトルーダ®	114
偽陰性	12
気管支鏡	20
気管支鏡ナビゲーション	23
気管支食道瘻	162
気胸	23, 27
器質化肺炎	184
希少遺伝子変異	150
基底層	78
逆転写ポリメラーゼ連鎖反応	37
急性好酸球性肺炎	184
急性増悪	221
胸腔鏡下手術	68

胸腔鏡検査	31
胸腔穿刺	20, 31
胸腔ドレナージ	31, 212
胸水	29, 211
偽陽性	12
京都大学医学部呼吸器外科	221
強度変調放射線治療	75
胸部異常陰影	2
胸膜腔	29, 212
胸膜生検	31
胸膜癒着術	212
筋炎	195

く

区域切除	65, 69
空気塞栓	28
クオリティ・オブ・ライフ	80
クライオバイオプシー	24
グラニセトロン	97, 177
グラン®	170
クリゾチニブ	145, 150
グルクロン酸抱合	85
クレアチニン・クリアランス	187
グレイ	5

け

経口グレリン様作用薬	218
血管新生阻害薬	156
血管内皮増殖因子	156
血行性転移	207
楔状切除	69
血小板凝集	172
血小板減少	172
血痰	6, 28
血中濃度曲線下面積	62
ゲノム	39
ケモカイン	216
牽引性気管支拡張	184
検出限界	38

こ

高 Ca 血症	204
抗 CTLA-4 抗体	57, 124

抗 PD-L1 抗体……………………57, 117
抗 PD-1 抗体……………………57, 110
抗 RANKL 抗体製剤………………205
抗 VEGF 抗体………………………156
口角炎…………………………………191
硬化性胆管炎………………………195
抗凝固薬…………………………………6
抗血小板薬………………………………6
抗原提示細胞………………………125
膠原病…………………………………182
好酸球……………………………………8
甲状腺機能亢進症…………………195
甲状腺機能低下症…………………195
口唇炎…………………………………191
拘束性肺機能障害…………………221
抗体依存性細胞障害……………126, 127
抗体薬物複合体……………………104
好中球…………………………………168
口内炎…………………………………191
紅斑……………………………………194
抗ヒスタミン薬……………………194
呼気性喘鳴………………………………8
呼気中一酸化窒素濃度…………………8
呼吸器ドクター N の HP…………196
呼吸訓練…………………………………68
呼吸困難………………………………8, 86
牛車腎気丸………………………………90
骨格筋…………………………………215
骨関連事象……………………205, 206
骨修飾薬………………………………205
骨髄抑制…………………………96, 168
骨転移…………………………………203
根治照射…………………………………75
コンパニオン診断薬…………………37

さ

ザーコリ®……………………145, 150
サイトカイン………………………216
サイトカイン放出症候群…………195
サイトケラチン………………………11
サイバーナイフ……………………208
サイラムザ®…………………………159
細胞傷害性 T リンパ球抗原………125

ざ瘡様皮疹…………………………194
サブスタンス P……………………174

し

シーベルト…………………………………5
ジーラスタ®…………………………170
ジオトリフ®…………………………137
地固め療法……………65, 121, 122
ジカディア®…………………………146
糸球体…………………………………186
シクロオキシゲナーゼ………………83
止血剤……………………………………7
事後解析………………………………139
自己抗体………………………………222
自己免疫疾患…………………………61
シスプラチン…………………………95
次世代シーケンシング………………37
持続型 G-CSF 製剤………………161
持続痛…………………………………82
シトクロム P450……………………85
歯肉炎…………………………………191
ジヒドロ葉酸還元酵素……………102
自費負担………………………………15
シフラ……………………………11, 46
シミュレーション……………………23
芍薬甘草湯……………………………90
重症筋無力症………………………195
集団健診………………………………15
縮小手術………………………………65
樹状細胞………………………57, 59, 125
術後補助化学療法……65, 70, 119, 143
術前補助化学療法……65, 70, 111
腫瘍遺伝子変異量……………………40
腫瘍壊死因子………………………216
腫瘍含有率……………………………38
腫瘍随伴症候群………………………45
主要組織適合性遺伝子複合体………125
腫瘍マーカー…………………………11
除圧術…………………………………204
小細胞肺がん……………………44, 45
上大静脈症候群………………………10
上皮内がん……………………………49
ショートハイドレーション…………96

磁力……………………………………19
腎炎…………………………………195
侵害受容性疼痛……………………81
心機能………………………………61
心筋炎………………………………195
神経炎………………………………195
神経障害性疼痛……………………81
神経内分泌マーカー………………47
進行…………………………………165
滲出性胸水…………………………29
腎障害………………………………188
心不全…………………………………8
診療ガイドライン…………………93

す

膵炎…………………………………195
髄膜炎………………………………195
ステロイド…………………41, 42, 195
ステロイド軟膏……………………194
すりガラス陰影………46, 69, 183, 184

せ

生活の質……………………………80
制御性 T 細胞………………………126
成長ホルモン………………………218
生理食塩水…………………………204
咳………………………………………7
赤芽球癆……………………………195
脊髄圧迫……………………………203
咳喘息………………………………7, 8
舌炎…………………………………191
赤血球濃厚液………………………172
説明と同意…………………………93
セリチニブ…………………………146
セルペルカチニブ…………………152
セロトニン…………………………174
前悪液質……………………………216
線維化………………………………76
線維化陰影…………………………184
遷延性咳嗽……………………………8
染色体………………………………39
喘息……………………………………8
全脳照射……………………………209

線量分布図…………………………75

そ

爪囲炎………………………………194
造影 CT………………………………16
造影剤………………………………16
造血因子……………………………216
増殖因子……………………………216
ソトラシブ…………………………154

た

第 I 相試験…………………………92
第 II 相試験…………………………92
第 III 相試験…………………………92
体幹部定位放射線治療……………75
大細胞神経内分泌癌………………47
体性痛………………………………81
大腸炎………………………………195
体表面積……………………………61
タグリッソ®…………………………141
脱重合………………………………100
多発脳転移…………………………209
タフィンラー®………………………151
ダブラフェニブ……………………151
タブレクタ®…………………………152
タルク………………………………213
タルセバ®……………………………134
単純 CT………………………………16

ち

中心静脈栄養………………………179
直接撮影………………………………3
治療日誌……………………………197
チロシンキナーゼ…………………130
鎮痛補助薬…………………………87
鎮痛薬使用の 4 原則………………82

て

定位手術的照射……………………208
定位放射線照射……………………208
定位放射線治療……………………208
低線量 CT……………………………5

237

テガフール・ギメラシル・オテラシル
···103
デキサメタゾン·········41, 97, 177, 178
適正使用ガイド·····································196
テセントリク®·······································117
デノスマブ···205
デノタス®チュアブル·····························206
テプミトコ®···152
テポチニブ···152
デュルバルマブ·····································121
電子スコープ··20
電磁放射線··72
電離作用···73

と

導入療法···122
特発性間質性肺炎·················9, 182, 220
特発性器質化肺炎·································220
特発性肺線維症·····································220
ドセタキセル·····························99, 100
突出痛··82
突然変異···73
ドパミン···174
ドパミン受容体拮抗薬····························178
トポイソメラーゼⅠ·······························106
トポイソメラーゼⅡ·······························107
トポテシン®··106
ドライバー遺伝子変異·········37, 53, 130
トラスツズマブ デルクステカン·······104
トラメチニブ··151
トルソー症候群······································10
トレメリムマブ····································127
トレンデンブルグ体位····························28
トロッカーカテーテル····························212
トロンビン··23

な

内臓痛··81

に

ニボルマブ·····································70, 110
尿細管··186
人参養栄湯··90

ね

ネオアジュバント化学療法·········69, 70
捻髪音··9

の

ノイトロジン®··170
脳炎···195
濃厚血小板製剤·····································172
ノギテカン··108

は

バイオシミラー·····································157
ハイカムチン®··108
肺過膨張···9
肺がんコンパクトパネル®·····················37
肺機能検査·····································8, 60
肺結核··8
バイタルサイン······································7
肺嚢胞切除術··162
肺葉切除·····································65, 69
吐き気··174
麦門冬湯···89
パクリタキセル·····························99, 100
破骨細胞···205
ハザード比··112
ばち指··9
白血球減少··168
発熱性好中球減少症··················161, 169
ハロペリドール·····································178
半夏瀉心湯·····································89, 107

ひ

ヒアルロン酸··30
ビグアナイド薬······································18
微小管··100
非小細胞肺がん······································45
ヒスタミンH₁受容体拮抗薬·············100
ヒスタミンH₂受容体拮抗薬·············100
ビスホスホネート製剤·············204, 205
ビタミンD活性化·································186
非特異性間質性肺炎··············184, 220
ヒドロキシジン塩酸塩····························22

ヒドロモルフォン………………………85
皮膚障害…………………………193, 194
非扁平上皮がん………………………44
びまん性肺胞障害……………………184
日和見感染……………………………168

ふ

フィルグラスチム……………………170
フィルムバッジ………………………21
フェンタニル…………………………85
不応性悪液質…………………………216
副甲状腺ホルモン……………………204
副甲状腺ホルモン関連蛋白…………204
副腎不全………………………………195
副鼻腔気管支症候群…………………8
ブドウ膜炎……………………………195
部分切除…………………………65, 221
部分奏効………………………………165
プライミング相……………57, 59, 110
ブリグチニブ…………………………147
フルオロキノロン……………………170
フルマゼニル…………………………22
プロスタグランジン…………………83
フロセミド……………………………204
プロテクター…………………………21
分子標的薬………………53, 130, 213
分類不能………………………………47

へ

閉塞性無気肺…………………………9
ペグフィルグラスチム………………170
ベバシズマブ…………………………156
ペプシド ®……………………………107
ペムブロリズマブ……………………114
ペメトレキセド………………………102
ヘモグロビン…………………………170
扁平上皮がん…………………………46
ベンゾジアゼピン系抗不安薬………178

ほ

包括的がんゲノムプロファイリング…39
放射線感受性…………………………74
放射線食道炎…………………………78

放射線肺臓炎…………………………76, 222
放射線皮膚炎…………………………78
蜂巣肺……………………………9, 183, 222
保湿剤…………………………………194
ホスアプレピタント…………………177
発疹……………………………………194

ま

マイクロサテライト不安定性…………40
末梢神経障害…………………………101
マルチ遺伝子検査………………37, 54
慢性気管支炎…………………………8
慢性腎臓病……………………………187

み

ミダゾラム……………………………22
ミノサイクリン………………………212
未分化リンパ腫キナーゼ……………144
μオピオイド受容体…………………84

む

無症候性脳転移………………………209
無病生存期間…………………………142

め

メキニスト ®…………………………151
メトクロプラミド………………97, 178
免疫関連有害事象……41, 58, 112, 195
免疫性血小板減少症…………………195
免疫チェックポイント阻害薬
　　　　　　　　　　　41, 56, 110
免疫抑制薬……………………………195

も

網状陰影…………………………9, 183
モルヒネ………………………………84
モルヒネ -6- グルクロニド…………84

や

ヤーボイ ®……………………………124
薬剤性間質性肺炎……………………182
薬剤性肺障害…………………………8

239

ゆ

有害事象共通用語規準·············77, 169
有棘層·····························78

よ

溶血性貧血·························195
用量線量ヒストグラム···············77
溶連菌製剤·························213
ヨード造影剤·····················17, 18

ら

ラムシルマブ·······················159
ラロトレクチニブ···················153
ランダム化比較試験·················92

り

リアルワールドデータ···············93
リドカイン·························22
硫酸アトロピン·····················22
粒子放射線·························72

る

ルマケラス®·······················154

れ

レットヴィモ®·····················152
レニン·····························186
レノグラスチム·····················170
連携体制·························196

ろ

漏出性胸水·························29
ローブレナ®·······················147
ロズリートレク®·················151, 153
ロペラミド·························107
ロラゼパム·····················178, 179
ロルラチニブ·······················147

プロフィール

野 口 哲 男（のぐち てつお）

【略歴】
1989 年京都大学医学部卒業。
同年京都大学胸部疾患研究所（現京都大学医学部呼吸器内科）入局。大津赤十字病院呼吸器科勤務後に 1993 年京都大学医学部呼吸器内科大学院入学。1997 年京都大学医学博士修得。1997 年より市立長浜病院呼吸器内科勤務。現在、同病院呼吸器内科責任部長、化学療法委員会委員長、外来化学療法センター長。
専門は呼吸器病学一般。特に、肺がん、COPD、喘息。呼吸器領域の連携に力を入れている。

【学会専門医等】
日本内科学会　指導医・総合内科専門医
日本呼吸器学会　指導医・専門医
がん治療認定医機構がん治療認定医
臨床研修指導医養成講習会修了
緩和ケア指導者研修会修了

【SNS】
・2000 年からホームページ（呼吸器ドクター N の HP）で呼吸器領域の情報発信。
　https://resdoctorn.jimdofree.com/
・2013 年からアメブロ（呼吸器ドクター N のブログ）で呼吸器領域の最新論文を 1 日 1 本紹介。紹介論文 3,800 本超。
　https://ameblo.jp/resdoctorn
・2019 年から YouTube（呼吸器ドクター N の肺がんチャンネル）で肺がんの情報発信。登録者 9,000 名超。
　https://www.youtube.com/@resdoctorn

肺がん診療のリアル
この 1 冊で肺がん診療がまるごとわかる

2024 年10 月 10 日　第 1 版第 1 刷 ©

著　　　者	野口哲男　NOGUCHI, Tetsuo
発 行 者	宇山閑文
発 行 所	株式会社金芳堂
	〒 606-8425 京都市左京区鹿ヶ谷西寺ノ前町 34 番地
	振替　01030-1-15605
	電話　075-751-1111（代）
	https://www.kinpodo-pub.co.jp/
組　　　版	株式会社 グラディア
装丁・図版	梅山よし
印刷・製本	モリモト印刷株式会社

落丁・乱丁本は直接小社へお送りください. お取替え致します.

Printed in Japan
ISBN978-4-7653-2010-8

JCOPY ＜（社）出版者著作権管理機構 委託出版物＞

本書の無断複写は著作権法上での例外を除き禁じられています. 複写される場合は, そのつど事前に, （社）出版者著作権管理機構（電話 03-5244-5088, FAX 03-5244-5089, e-mail：info@jcopy.or.jp）の許諾を得てください.

●本書のコピー, スキャン, デジタル化等の無断複製は著作権法上での例外を除き禁じられています. 本書を代行業者等の第三者に依頼してスキャンやデジタル化することは, たとえ個人や家庭内の利用でも著作権法違反です.